U0310077

精神卫生社会福利机构
社会工作实务

JINGSHEN WEISHENG SHEHUI FULI JIGOU

SHEHUI GONGZUO SHIWU

范乃康 主编

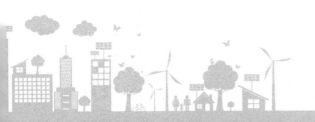

中国社会出版社

国家一级出版社·全国百佳图书出版单位

图书在版编目（CIP）数据

精神卫生社会福利机构社会工作实务／范乃康主编.
—北京：中国社会出版社，2018.11
ISBN 978－7－5087－6074－2

Ⅰ.①精… Ⅱ.①范… Ⅲ.①精神卫生—卫生服务—
医药卫生组织机构—社会工作—中国—教材 Ⅳ.①R749

中国版本图书馆 CIP 数据核字（2018）第 275988 号

书　　　名：精神卫生社会福利机构社会工作实务
主　　　编：范乃康

出　版　人：浦善新
终　审　人：胡晓明
责任编辑：孙武斌

出版发行：中国社会出版社　　邮政编码：100032
通联方式：北京市西城区二龙路甲 33 号
电　　话：编辑室：（010）58124815
　　　　　销售部：（010）58124853
　　　　　　　　　（010）58124849
网　　址：www.shcbs.com.cn
　　　　　shcbs.mca.gov.cn

社工图书专营店

印刷装订：中国电影出版社印刷厂
开　　本：170mm×240mm　1/16
印　　张：17.5
字　　数：250 千字
版　　次：2018 年 12 月第 1 版
印　　次：2018 年 12 月第 1 次印刷
定　　价：69.00 元

中国社会出版社微信公众号

编 委 会

序 言

随着经济社会快速发展，生活节奏明显加快，心理应激因素日益增加，精神卫生问题已成为中国重大的公共卫生问题和突出的社会问题。近年来，党和政府高度重视精神卫生工作，先后采取一系列政策措施，推动精神卫生事业发展。

山西省荣军康宁医院集医疗、教学、科研、预防保健、精神康复、司法鉴定、慈善救助、医务社会工作为一体，是全省首家被省卫计委评定为三级甲等的精神专科优抚医院，也是全省较早由社会工作介入精神障碍患者服务的精神卫生福利机构，先后被民政部确定为第一批社会工作人才队伍建设试点单位、第二批社会工作人才队伍建设试点示范单位、全国首批社会工作服务示范单位。

山西省荣军康宁医院自 2007 年 12 月组建社会工作团队以来，经过十余年的艰辛探索，基本形成了具有精神卫生专科医院特色的社会工作服务模式，在协助精神障碍患者及家属入院适应、情绪疏导、经济援助、心理支持、自助互助、资源链接等方面发挥了极其独特的作用。

2017 年 5 月 15 日，由山西省荣军康宁医院社会工作部主持起草的山西省地方标准《精神卫生社会福利机构社会工作服务规范》（以下简称《规范》）（DB14/T 1329—2017）正式发布实施，不仅填补了山西省精神卫生社会工作服务标准的空白，而且对规范全省精神卫生社会福利机构社会工作服务，提高精神卫生社会工作服务质量具有重要的意义。

为配套《规范》的运行，山西省荣军康宁医院社会工作团队与山西医科大学合作，积十余年来精神卫生社会工作实务和案例，精心编写了《精神卫生社会福利机构社会工作实务》。该书涵盖了精神卫生基础知识、基本概念、社会工作行政、通用过程、直接实务、多学科诊疗、职业防护、社会工作实习、督导等篇章，内容丰富、资料翔实，既有实践探索，也不乏理论思考。相信此书的出版，必将对山西省荣军康宁医院乃至全省精神卫生福利机构的创新发展提供有力支持和有益帮助。

在精神卫生社会工作的探索道路上，我们尚需努力；在助人自助的使命中，我们永不止步。

我们相信：新时代、新担当，精神卫生社会工作大有作为！

谨为序。

目 录 ►

第一章　精神障碍基础知识

在精神卫生社会工作实务中，精神障碍患者及其家属是主要的服务对象，由于精神障碍有不同的类型和临床表现，他们的需求也不尽相同，因此精神卫生社会工作者必须熟悉并掌握有关精神障碍的基础知识，只有这样才能更好地为精神障碍患者提供满足其需求的服务。

第一节　常用术语

一、基本概念

（一）精神卫生社会福利机构①

精神卫生社会福利机构是为精神障碍患者中的特困人员、流浪乞讨人员、低收入人群、复员退伍军人等特殊困难群体提供集中救治、救助、护理、康复和照料等服务的社会福利机构。

（二）精神障碍

精神障碍是由各种原因引起的感知、情感和思维等精神活动的紊乱或者异常，导致患者明显的心理痛苦或者社会适应等功能损害。

---

① MZ/T 056—2014，精神卫生社会福利机构基本规范 [S].

二、相关概念

（一）DSM、ICD、CCMD-3

DSM，是 The Diagnostic and Statistical Manual of Mental Disorders 的缩写，全称是精神障碍诊断与统计手册，是由美国精神病学会（APA）出版的具有国际权威地位的精神障碍诊断标准之一，第五版即 DSM-5 是目前最新版。

ICD，是 International Classification of Diseases 的缩写，全称是国际疾病分类，是世界卫生组织制定的国际统一的疾病分类方法，目前通用的是第 10 次修订本《疾病和有关健康问题的国际统计分类》，统称为 ICD-10。

CCMD 是 Chinese Classification of Mental Disorders 的缩写，CCMD-3 指《中国精神障碍分类与诊断标准》第 3 版，是我国制定的精神疾病诊断标准。

（二）阴性症状、阳性症状、PANSS 量表

精神分裂症的症状多种多样，有研究者提出一种归纳方法，即把症状分为阳性症状和阴性症状。

阳性症状主要是指一些异常的观念、感觉体验和行为，包括幻觉、妄想、怪异行为等，典型的精神分裂症阳性症状是确诊精神分裂症的重要依据。精神分裂症的阳性症状多出现于疾病早期和症状发展期。

阴性症状主要是指一些衰退的表现，如情感淡漠、情感缺失、思维贫乏、意志行为减退等。阴性症状可能表现为对周围的事情漠不关心，表情呆板，内心体验缺乏，情感淡漠，多见于精神分裂症衰退期；出现注意障碍，概念和词汇贫乏，沉默寡言，很少主动讲话；做什么都觉得没意思无意义，没有积极性，动机缺乏。

PANSS 量表（阳性与阴性症状量表），是为评定不同类型精神分裂症症状的严重程度而设计的标准化评定量表，由简明精神病量表和精神病理

评定量表合并改编而成。PANSS 量表主要用于评定精神症状的有无及各项症状的严重程度，并区分以阳性症状为主的 I 型和以阴性症状为主的 II 型精神分裂症。

在现实中，大多数精神分裂症患者的症状是混合的，阳性症状及阴性症状同时存在。

（三）自知力

自知力是指患者对其自身精神状态的认知能力，即能否察觉或辨识自己患病和精神状态是否正常，能否分析判断并指出自己既往和现在的哪些状态和表现属于正常，哪些属于病态的能力。自知力完整的患者通常能够认识到自己患了病，知道自己需要治疗，并积极配合医生治疗。精神障碍患者一般均有不同程度的自知力缺陷，在疾病的不同阶段，自知力的完整程度也不同，并随病情变化。

无自知力或自知力不完整是指患者对自身状态的反应错误，或者说是"自我认知"与"自我现实"统一性的丧失。

第二节　严重精神障碍的分类与临床表现

一、精神分裂症

（一）概念

精神分裂症是一组常见的病因未明的严重精神疾病，多起病于青壮年，有知觉、思维、情感和行为等方面的障碍，一般无意识及智能障碍，病程多迁延，占精神科住院患者的一半以上，50% 左右的精神分裂症患者最终结局为精神残疾，给患者、家属以及社会带来严重的负担。最新研究认为，精神分裂症是脑功能失调的一种神经发育性障碍，复杂的遗传因素、生物因素、家庭及社会环境因素的相互作用导致了精神分裂症的发生。

（二）临床表现

大多数精神分裂症患者初次发病的年龄在青春期至 30 岁之间。起病多较隐袭，急性起病者较少。精神分裂症的临床表现错综复杂，除意识障碍、智能障碍不常见外，可出现各种精神症状。

1. 前驱期症状

在出现典型的精神分裂症症状前，患者常常出现不寻常的行为方式和态度。由于这种变化较缓慢，可能持续几个月甚至数年，或者由于这些变化不明显，未给予特别的关注和干预，多是在回溯病史时才能发现。主要的前驱症状按出现频度递减：注意减退、动力和动机下降、精力缺乏、抑郁、睡眠障碍、焦虑、社交退缩、猜疑、角色功能受损和易激惹。

2. 精神症状

（1）思维障碍

精神分裂症的众多症状中，思维障碍是最主要、最本质的症状，往往因此导致患者认知、情感、意志和行为等精神活动的不协调与脱离现实，即所谓"精神分裂"。

思维形式障碍：又称联想障碍，主要表现为思维联想过程缺乏连贯性和逻辑性，这是精神分裂症最具有特征性的症状。与精神分裂症患者交谈时多有难以理解和无法深入的感觉，阅读其书写的文字材料，常有不知所云的感觉。在与其交谈时，患者说话毫无意义地绕圈子，经常游移于主题之外，尤其是在回答医生的问题时，可能说不到点子上，但似乎又都沾点儿边，令听者抓不住要点（思维散漫）。病情严重者，言语支离破碎，根本无法交谈（思维破裂）。

有时患者会对事物作一些不必要的、过度具体化的描述，或是不恰当地运用词句。有时患者使用普通的词句、符号甚至动作来表达某些特殊的、只有患者本人才能理解的意义（病理性象征新思维）。有时患者创造新词或符号，赋予特殊的意义（词语新作）。

有时患者逻辑推理荒诞离奇（逻辑倒错性思维）；或者中心思想无法

捉摸，缺乏实效的空洞议论（诡辩症）；或者终日沉湎于毫无现实意义的幻想、宏伟计划或理论探讨，不与外界接触（内向性思维）。有时患者脑中出现两种相反的、矛盾对立的观念，无法判断对错，影响行为取舍（矛盾思维）。

有的患者可在无外界因素影响下思维突然出现停顿、空白（思维中断），或同时感到思维被抽走（思维被夺）。有时患者可涌现大量思维并伴有明显的不自主感、强制感（思维云集或强制性思维），有时患者会感到某种不属于自己的，别人或外界强行塞入的思想（思维插入）。

慢性患者可表现为语量贫乏，缺乏主动言语，对问题只能在表面上产生反应，缺乏进一步的联想（思维贫乏）。

思维内容障碍：主要指妄想，精神分裂症的妄想往往荒诞离奇、易于泛化。在疾病的初期，患者对自己的某些明显不合常理的想法可能持将信将疑的态度，但随着疾病的进展，患者逐渐与病态的信念融为一体。妄想的发生可以突然出现，且与患者的既往经历、现实处境以及当时的心理活动无关（原发性妄想），也可以逐渐形成，或是继发于幻觉、内感性不适和被动体验。

最多见的妄想是被害妄想和关系妄想。妄想有时表现为被动体验，这往往是精神分裂症的典型症状。患者丧失了支配感，感到自己的躯体运动、思维活动、情感活动、冲动都是受他人或受外界控制的。被动体验常常会与被害妄想联系起来，或描述为影响妄想（被控制感）、被洞悉感。其他多见的妄想还有释义妄想、妒忌或钟情妄想、非血统妄想等。

（2）感知觉障碍

精神分裂症最突出的感知觉障碍是幻觉，以言语性幻听最为常见。精神分裂症的幻听内容可以是争论性的或评论性的，也可以是命令性的。幻听有时以思维鸣响的方式表现出来。患者行为常受幻听支配，如与声音长时间对话，或因声音而发怒、大骂、大笑、恐惧，或喃喃自语，或作侧耳倾听，或沉湎于幻听中自语自笑。也可见到其他类型的幻觉：如某患者拒绝进食，因为她看见盘子里装有碎玻璃（幻视）；某患者感到有人拿手术刀切割自己的身体，并有电流烧灼伤口的感觉（幻触）等。

（3）情感障碍

主要表现为情感迟钝或平淡。情感平淡的表现主要包括表情呆板、缺乏变化、自发动作减少、缺乏肢体语言等。在谈话中很少或几乎根本不使用任何辅助表现思想的手势和肢体姿势，讲话时语调单一、缺乏抑扬顿挫，与人交谈时很少有眼神接触，多茫然、低头或东张西望。患者丧失了幽默感及对幽默的反应，检查者的诙谐很难引起患者微笑或其他反应。

情感淡漠也是常见的情感障碍。最早涉及较细腻的情感，如对亲人的体贴，对同事的关心等。病情加重时患者对周围事物的情感反应变得迟钝，对生活、学习或工作的兴趣减少。随着疾病进一步发展，患者的情感日益淡漠，对一切无动于衷，丧失了与周围环境的情感联系。

患者的情感反应可表现为与内在思维或外界环境的不协调。有的患者在谈及自己不幸遭遇或妄想内容时，缺乏应有的情感体验，或表现出不恰当的情感。少数患者出现情感倒错，如获悉亲人病故却表现欣喜，遇到高兴的事情却难过哭泣等。

抑郁与焦虑情绪在精神分裂症患者中也并不少见，有时导致诊断困难。

（4）意志与行为障碍

患者的活动减少，缺乏主动性，行为变得孤僻、被动、退缩（意志减退）。患者在坚持工作、完成学业、料理家务方面有很大困难，往往对自己的前途毫不关心、没有任何打算，或者虽有计划，却从不实施。患者可以连坐几个小时而没有任何自发活动，或表现为忽视自己的仪表，不知料理个人卫生。有的患者吃一些不能吃的东西，或伤害自己的身体，有时可出现愚蠢、幼稚的作态行为，或突然的、无目的冲动行为，甚至感到行为不受自己意愿支配。

有的患者表现为紧张综合征：因全身肌张力增高而命名，包括紧张性木僵和紧张性兴奋两种状态，两者可交替出现，是精神分裂症紧张型的典型表现。木僵时以缄默、随意运动减少或缺失以及精神运动无反应为特征。木僵患者有时可能突然出现冲动行为，即紧张性兴奋。

二、双相（情感）障碍

（一）概念

双相（情感）障碍是指既有躁狂或轻躁狂发作，又有抑郁发作的心境障碍，具有反复发作的倾向。躁狂发作时，表现为情感高涨、言语活动增多；而抑郁发作时则出现情绪低落、思维缓慢、活动减少等症状。病情严重者可出现幻觉、妄想或紧张性症状等精神病性症状，极易造成漏诊和误诊。双相（情感）障碍一般呈发作性病程，躁狂和抑郁常反复循环或交替出现，但也可能以混合方式存在，并对患者的日常生活及社会功能等产生不良影响，需要长期预防治疗。

（二）临床表现

1. 躁狂发作的典型临床症状是情感高涨、思维奔逸和活动增多

（1）情感高涨。患者主观体验特别愉快，自我感觉良好，整天兴高采烈，得意扬扬，笑逐颜开，洋溢着欢乐的风趣和神态，甚至感觉到天空格外晴朗，周围的事物色彩格外绚丽，自己亦感到无比快乐和幸福。患者这种高涨的心境具有一定的感染力，常博得周围人的共鸣。有的患者尽管情感高涨，但情绪不稳，变幻莫测，时而欢乐愉悦，时而激动暴怒。部分患者则出现愤怒、易激惹、敌意，甚至可出现破坏及攻击行为，但常常很快转怒为喜或赔礼道歉。

（2）思维奔逸。常表现为言语增多，滔滔不绝，口若悬河，即使口干舌燥，声音嘶哑，仍然讲个不停，但讲话的内容较肤浅，且零乱不切实际，常给人以信口开河的感觉，思维联想明显加快，患者感到自己是"世界上最聪明的人"。由于患者的注意力随境转移，思维活动常受周围环境变化的影响致使话题突然改变，讲话内容常从一个主题很快转到另一个主题，即表现为意念飘忽，有的可出现音联和意联。处于极度兴奋状态的躁狂患者思维联想速度极快，而言语表达往往跟不上联想，有时感觉到自己

的言语跟不上思维的速度，因此听上去话题之间内在联系不紧密，容易误以为思维松弛，此时可以根据患者的情绪背景、行为与外界环境的关联性进行判断。

（3）活动增多。常表现为精力旺盛，兴趣广泛，动作快速敏捷，活动明显增多，爱管闲事，整天忙忙碌碌，但做事虎头蛇尾，常常一事无成。患者对自己行为缺乏正确判断，随心所欲，不考虑后果，如随便购物，常购买许多完全不需要的物品，随意交友、性乱交或盲目投资等，任意挥霍钱财，将贵重物品随意赠送给别人。有的患者过于注重打扮装饰，但并不得体，常常引起周围人的注意，甚至当众表演，乱开玩笑。社交活动增多，随便请客，经常去娱乐场所，行为颠覆，且好接近异性，性欲增强。有的患者自觉精力充沛，有使不完的劲，不知疲倦，睡眠需要明显减少，病情严重时，会出现冲动毁物和攻击行为。有的患者变得激惹易怒，蛮不讲理，六亲不认，对自己平时最爱戴和尊敬的人，反常地斥责、谩骂、攻击，甚至有冲动摔物的极端行为，短暂的悲哀、发泄内心不满和痛苦、哭泣等表现，并不能否定躁狂症发作的诊断。

（4）躯体症状。由于患者自我感觉良好，精力充沛，故很少有躯体不适症状，躁狂症的躯体症状比抑郁症少见，即使有些躯体症状或不适亦不以为然。常见症状是睡眠少、食欲增加、体重下降，重症和老年患者可能产生脱水和衰竭状态。有的患者性欲亢进，为此常有性挑逗等不检点行为。

（5）其他症状。躁狂发作时可出现夸大妄想，也可有各种偏执观念、先占观念、强迫观念、自杀观念等，应注意思维内容与情感基调的协调性。可通过询问诸如"有无特别的能力，大量的财富"等了解躁狂患者有无夸大妄想。有时患者会表现出一种高傲或不可一世的态度，目空一切，自命不凡，盛气凌人，认为自己是世界上最强的，是世界上最富有的，有过人的才智，可解决所有的问题，乱指挥别人，训斥别人，专横跋扈，狂妄自大，自鸣得意。有的患者存在自我评价过高或夸大妄想的可能，但内容并不荒谬，多继发于情绪高涨，且持续时间不长。躁狂发作时，由于患者自我感觉良好，常表现为面色红润，两眼有神，体格检查可发现瞳孔轻度扩大，心率加快，且有交感神经亢进的症状如便秘等。患者极度兴奋，体力消耗过大，容易引起失水，体重减轻。

2. 抑郁发作的主要临床表现有心境低落、思维迟缓、意志活动减退的"三低症状"，以及认知功能损害和躯体症状

（1）心境低落。心境低落是抑郁发作的核心症状之一。患者大多数时候忧心忡忡、郁郁寡欢、愁眉苦脸、长吁短叹。程度轻的患者感到闷闷不乐，无愉快感，任何事都提不起精神，感到"心里有压抑感""高兴不起来"；严重者可痛不欲生，悲观绝望，有度日如年、生不如死之感，患者常诉说"活着没有意思""心里难受"等。部分患者可伴有焦虑、激越症状，特别是围绝经期和老年抑郁症患者更明显。典型病例抑郁心境具有晨重夜轻节律改变的特点，即情绪低落在早晨较为严重，而傍晚时可有所减轻，如出现则有助于诊断。

（2）思维迟缓。患者思维联想速度缓慢，反应迟钝，思路闭塞，自觉"脑子好像是生了锈的机器""脑子像涂了一层糨糊一样"，决断能力降低，变得优柔寡断、犹豫不决，甚至对一些日常小事也难以作出决定。临床上可见主动言语减少，语速明显减慢，声音低沉，对答困难，严重者交流无法顺利进行。患者思维内容常存在"三无症状"，即无用、无助及无望感。表现为对自己的评价降低，认为自己毫无用处、毫无价值，严重者自己责备自己，甚至达到罪恶妄想的程度，认为自己犯了不可饶恕的滔天大罪；感到孤立无援，无法求助于他人，他人也无法帮助自己；对将来悲观失望，对前途绝望，感到将来就像是灰色的天空，毫无希望。

（3）意志活动减退。患者意志活动呈显著持久的抑制。临床表现为行为缓慢，生活被动、疏懒，不想做事，不愿和周围人接触交往，常闭门独居、疏远亲友、回避社交，或整日卧床，不想上班，不愿外出，不愿参加平常喜欢的活动和业余爱好，严重时，连吃、喝、个人卫生都不顾，蓬头垢面、不修边幅，甚至发展为不语、不动、不食，可达木僵状态，称为"抑郁性木僵"，但仔细做精神检查，患者仍流露痛苦抑郁情绪。严重的患者常伴

有消极自杀的观念或行为，这是抑郁症最危险的症状，应提高警惕。

（4）认知功能损害。主要表现为近事记忆力下降，注意力障碍（反应时间延长），警觉性增高，抽象思维能力差，学习困难，语言流畅性差，空间知觉、眼手协调及思维灵活性等能力减退。认知功能损害导致患者社会功能障碍，而且影响患者预后。

（5）躯体症状。主要有睡眠障碍、乏力、食欲减退、体重下降、便秘、身体任何部位的疼痛、性欲减退、阳痿、闭经等。睡眠障碍主要表现为早醒，一般比平时早醒2—3小时，醒后不能再入睡，这对抑郁症的诊断具有特征性意义。有的表现为入睡困难，睡眠不深，少数患者表现为睡眠过多。

（6）其他表现。绝大多数患者会出现兴趣减退及愉快感缺乏，患者常常无法从日常生活及活动中获得乐趣，即使对以前非常感兴趣的活动也难以提起兴趣，因此，患者常放弃原来喜欢的如体育活动、业余收藏、社会交往等活动，甚至连日常工作、生活享受和天伦之乐等都提不起兴趣，体会不到快乐。部分患者会出现疲劳感、活力减退或丧失，患者感到自己整个人已经垮了、散架了，初期患者有"力不从心"的感觉，后期患者虽然想做些事情，但是坚持不下去，疲劳感也可能与睡眠障碍有关。

三、分裂情感性精神障碍

（一）概念

分裂情感性精神障碍是一组既具有精神分裂症的临床表现，又具有情感障碍临床表现的发作性精神障碍，特征为显著的精神分裂症症状和情感性症状（抑郁或躁狂）同时出现或至多相差几天出现，且常反复发作。多数患者能完全缓解，仅少数人发展成精神衰退。

（二）临床表现

1. 症状特点

多起病较急，发病可存在应激因素，病前个性一般无明显缺陷，能较好地适应社会。该病发病年龄以青壮年多见，女性多于男性。

临床特点表现为典型的抑郁或躁狂发作，同时具有精神分裂症症状，尤其是紧张性、偏执性及幻觉症状，但也可以有思维破裂和精神分裂症的其他基本症状。这两种症状同时存在或至多相差几天出现。症状的变异性较大，常反复发作。同样的患者在不同的发作期表现并不一致。多数患者能完全缓解，仅少数人发展成精神衰退。

2. 临床分型

（1）分裂情感性障碍，躁狂型。在疾病的同一次发作中分裂性症状和躁狂症状同样突出。心境异常的形式通常为高涨，伴随自我评价增高和夸大观念，但有时兴奋或易激惹更明显，且伴有攻击行为和被害观念。上述两种情况均存在精力旺盛、活动过多、集中注意力受损，以及正常的社会约束力丧失。躁狂型分裂情感性障碍通常急性起病，症状鲜明，虽然常伴有广泛的行为紊乱，但一般在数周内即可完全缓解。

（2）分裂情感性障碍，抑郁型。在疾病的同一次发作中分裂性症状和抑郁性症状都很突出。抑郁心境通常伴有若干特征性抑郁症状或行为异常，如迟滞、失眠、无精力、食欲或体重下降、正常兴趣减少、集中注意力受损、内疚、无望感及自杀观念。同时或在同一次发作中，存在其他更典型的精神分裂症症状。抑郁型分裂情感性发作表现往往不如躁狂型鲜明和令人吃惊，但一般持续时间较长，而且预后较差。大部分患者可以缓解，个别患者可逐渐演变成精神分裂症性缺陷症状。

（3）分裂情感性障碍，混合型。精神分裂症症状与混合型双相情感性精神障碍同时存在。

四、持久的妄想性障碍

（一）概念

持久的妄想性障碍是一组以持续的系统妄想为主要临床症状的精神障碍。该病病因不明，多在30岁以后起病，女性多见，缓慢起病，病程多迁延，但较少引起精神衰退，人格保持完整。在不涉及妄想内容的情况下，患者精神活动的其他方面相对正常。其发病通常是在性格缺陷的基础上，遭遇应激性生活事件后发展而来。持久的妄想性障碍属于 ICD - 10 的诊断名词，国内多称为偏执性精神障碍，临床以偏执狂和偏执状态为主。

（二）临床表现

本组精神障碍的特点是出现一种或一整套相互关联的妄想，妄想往往持久，有的持续终生。妄想的内容变异很大，常为被害妄想、疑病妄想、嫉妒妄想或夸大妄想等，有的与诉讼有关，有的坚信其身体畸形，或确信他人认为自己有异味或是同性恋者等。典型病例缺乏其他精神病理改变，但可间断地出现抑郁症状，某些患者可出现短暂、片段的幻觉，如幻听、幻嗅、幻味等，妄想的内容及出现时间常与患者的生活环境有关。通常中年起病，但有时可在成年早期发病，除了与妄想或妄想系统直接相关的行为和态度外，情感、言语和行为均正常。

偏执狂发病缓慢，且以系统妄想为主要症状，可伴有与系统妄想有关的情感和意向活动，人格保持较完整。妄想建立在与患者人格缺陷有关的一些错误判断或病理思考的基础上，条理分明，推理具备较好的逻辑性，内容不荒谬、不泛化，常不伴幻觉，患者坚信不疑。

偏执状态的妄想结构没有偏执狂那么系统，也不十分固定，可伴有幻觉。多于30—40岁起病，以女性较常见，未婚者居多。

（三）一些特殊的持久的妄想性障碍

1. 诉讼狂

诉讼狂是偏执狂中较为多见的一个类型。患病前往往具有强硬、自负、固执己见，同时又很敏感、脆弱的人格缺陷。妄想的形成以好诉讼性人格障碍为前提，在某些生活事件的作用下，部分人由好诉讼性人格转为诉讼妄想，其间并无明显的界限。如果追溯妄想的形成，发现患者往往有委屈、失意、受到不公正待遇等生活经历。诉讼妄想一旦形成，患者不再怀疑自己行为、态度的正确性和合法性。患者坚持认为自己受到不公待遇、人身迫害、名誉受损、权利被侵犯等，而采用上访、信访、诉讼等手段。患者的陈述有逻辑性，层次分明，内容详尽，即使内容被查明不属实、诉状被驳回，依然不肯罢休，坚持真理在自己手中，听不进他人的劝告，极不理智，不断扩大敌对面，从最初的所谓"对手"扩大至其他人、主管部门，甚至整个国家和社会，给相关人员和部门带来极大的麻烦。

2. 夸大狂

夸大狂患者自命不凡，坚信自己才华出众，智慧超群，能力巨大，或声称有重大发明，或者自感精力充沛，思维敏捷，有敏锐的洞察力，能预见未来等，到处炫耀自己的才华。

3. 嫉妒狂

嫉妒狂患者坚信配偶或性伴侣对自己不忠，有外遇，常常千方百计地寻找配偶或性伴侣对自己不忠的证据，并由牵强附会、不可靠的证据得出不正确的结论。妄想常伴随强烈的情感反应和相应的行为，常常对配偶或性伴侣进行质问，甚至拷打，得不到满意的答复时，往往采取跟踪监视，偷偷检查配偶或性伴侣的提包、抽屉、信件或手机，或偷偷打印对方的通话记录，试图找到可靠的证据，甚至在日常活动中限制其自由，严重者可发生暴力行为。此类患者具有潜在攻击伤害的风险。男性多于女性。

五、癫痫所致精神障碍

（一）概念

癫痫是由多种病因引起、以脑细胞群异常超同步化放电为基本病理生理基础的，突发性、短暂性、发作性症候为主要临床特征的慢性脑功能障碍综合征。癫痫的临床表现随异常放电的部位和范围而异，最常见的为意识改变或意识丧失、局限性或全身性肌肉的强直性或阵挛性抽搐及感觉异常，也可有行为异常、情感和知觉异常、记忆改变、自主神经功能障碍等。

（二）临床表现

癫痫所致精神障碍的临床表现比较丰富，大致可以分为两类：一类为发作性的精神障碍，可发生在癫痫发作前、发作时、发作后，成为癫痫发作组成部分或单独发作。发作性的精神障碍表现为一定时间内感觉、知觉、思维障碍和精神运动性发作，也可以表现为心境恶劣及短暂分裂样发作。发作具有忽然性、短暂性、反复性的特点。另一类为持续性精神障碍，为在癫痫发作多年后产生持久性精神障碍，主要表现为慢性分裂样障碍、人格改变及智能障碍等。

（三）分类

根据癫痫发作时间和精神障碍的关系可以进行以下分类。

1. 发作前精神障碍

表现为先兆或前驱症状。先兆是一种部分发作，在癫痫发作前数秒或数分钟出现，通常只有数秒，很少超过 1 分钟。不同部位的发作会有不同的表现，这对判定癫痫病灶有主要价值，如5%的颞叶癫痫患者存在出现幻嗅先兆，且同一患者每次发作前的先兆往往相同。前驱症状发生在癫痫发作前数小时至数天，尤以儿童较多见，表现为情感和认知功能障碍，如焦虑、紧张、易激惹、冲动、失眠、坐立不安，甚至极度抑郁或自主神经功能紊乱，如面色苍白、潮红及消化不良，症状通常随着癫痫发作而终止。

2. 发作时精神障碍

为部分性发作的表现形式，包括多种精神活动异常，如意识障碍；幻听、幻嗅等感知障碍；自动症、重复的或复杂的刻板行为、呼吸改变等行为异常；头晕、脸红、心悸等自主神经症状。常表现为自动症、神游症和朦胧状态。

（1）自动症。指发作时或发作刚结束时出现的意识混浊状态，此时患者仍可维持一定的姿势和肌张力，在无意识中完成简单或复杂的动作和行为。自动症发作前常有先兆，如腹痛、头晕、流涎、咀嚼动作、躯体感觉异常和陌生感等。发作时突然变得目瞪口呆、意识模糊、无意识地重复机械动作，如咀嚼、伸舌、咂嘴、舔唇、行走、解衣扣、拉衣角、梳头等，偶可完成较复杂的技术性工作。发作后患者对这段时间发生的事情完全遗忘。自动症主要与颞叶自发性电活动有关，大部分患者自动症持续数秒至数分钟。

（2）神游症。比自动症少见，历时可达数小时、数天甚至数周。意识障碍程度较轻，异常行为较为复杂，对周围环境有一定感知能力，亦能作出相应的反应，表现为无目的地外出漫游，病人可出远门，亦能从事协调的活动，如购物、简单交谈，发作后遗忘或回忆困难。梦游症为夜间出现的自动症，持续数十分钟，患者常发作后自行卧床入睡，醒后不能回忆。

（3）朦胧状态。发作突然，通常持续 1 至数小时，有时可长至 1 周以上。患者表现为意识障碍，伴有情感和感知觉障碍，如恐怖、愤怒等，也可表现为情感淡漠，思维及动作迟缓等。

3. 发作后精神障碍

癫痫发作后，少数患者可出现自动症、朦胧状态，或产生短暂的偏执、幻觉躁动、激越冲动行为，甚至伤人或跌倒等症状，通常持续数分钟至数小时不等。

4. 发作间精神障碍

指发生于各次癫痫发作之间，与癫痫发作本身无直接相关性，或发生于癫痫发作后数年，包括急性精神分裂样状态、慢性精神分裂样状态、情感性状态、人格障碍、记忆及智能障碍及性功能障碍等。

（1）急性精神分裂样状态。表现为焦虑不安、精神运动性兴奋、幻觉及妄想，无定向障碍，症状通常持续数天或数周。在急性精神分裂样状态期间患者癫痫多不再发作，脑电图可正常，多数患者精神症状缓解后能回忆发病期间的体验，部分患者可遗忘。

（2）慢性精神分裂样状态。患者呈现为幻觉、妄想等典型的精神分裂样症状，以慢性症状多见，包括被害妄想、关系妄想、被控制感、思维黏滞、思维破裂、思维散漫、思维被夺、思维中断、夸大妄想、嫉妒妄想。感知障碍以幻听和幻视多见，亦有似曾相识感、形体感知综合障碍，以及联想障碍及强制性思维等。

（3）情感性状态。以焦虑、抑郁为主，也可有病理性心境恶劣，通常在意识清晰状态下忽然出现，可持续数小时至数天，表现为无明显诱因下出现情绪低落、动作缓慢、言语寡少、情绪淡漠、情绪不稳、病理性激情、恐惧、紧张、易激惹及攻击行为等。

（4）人格障碍。人格改变较为常见，以左颞叶病灶和大发作的病人较多见，与脑器质性损害、社会心理因素、癫痫发作类型、长期使用抗癫痫药及病人原有人格特征等因素有关，表现为固执、敌意、自我中心、人际关系紧张、敏感多疑、思维黏滞、病理性赘述等，多见于颞叶癫痫。

（5）记忆及智能障碍。可能与引起癫痫的器质性脑损害有关，也可能是自幼癫痫频繁发作的结果，以病程较长、发作频繁的患者多见。部分继发性癫痫和长期、严重的癫痫患者会出现记忆衰退、计算能力下降、注意困难和判断能力下降，可伴有行为障碍，或表现以领悟、理解障碍最明显，联想迁远，不得要领，计算迟缓，记忆障碍却不明显，通常称领悟性痴呆。

（6）性功能障碍。部分颞叶癫痫患者可存在性功能障碍。

六、精神发育迟滞伴发精神障碍

（一）概念

精神发育迟滞是由生物、心理、社会多种因素引起的智力发育明显落后于正常水平和适应生活能力缺陷为主要特征的发育障碍性疾病。包括三个方面：一是智力明显低于正常水平，标准化智力测试智商≤69；二是影响至少两项以下适应能力，如沟通、自我照顾、居家生活、社交技能、社区生活技能、自我引导、学业、工作、娱乐、健康卫生和安全等；三是发生于18岁以前。

（二）临床表现

1. 智能发育障碍

精神发育迟滞的严重程度分轻度、中度、重度、极重度4级。

（1）轻度。智商为50—69，这类患儿占精神发育迟滞的大多数。患儿在学龄前期除谈话、走路的发育稍晚外，不易发现其他异常；在初小阶段如果学习认真，功课尚能跟上，但不能考入中学；部分患儿有多动症表现，容易逃学、学坏；参加工作后，工作尚能胜任，不善于投机取巧，反而比别人扎实。患儿性格改变分稳定型和不稳定型两大类，稳定型一般安静、听话、易接受教育，能掌握一定的劳动技能，容易得到同情和照顾；不稳定型则常喋喋不休，缺乏自知之明，容易使人讨厌或遭到戏弄。

（2）中度。智商为35—49，占精神发育迟滞的1/10—2/10。患儿在学龄前期可学会一般的谈话，不易与同龄儿童建立友谊关系，进入小学一年级，即可发现接受和理解能力较同学差；经适当的训练可以学会自理生活和从事简单的劳动，但稍碰困难则需人指导和照顾。患者常躯体异常，如个子较小、面容较特殊，并常可查出特殊病因。

（3）重度。智商为20—34，这类患儿较少见。从小就发现有躯体及神经系统的异常，运动功能发育很差，只能学会一些简单的语言，经过训练能学会自己吃饭和基本卫生习惯，只能在监护下生活，不会生产劳动，并常伴有其他先天性疾病、癫痫发作，容易感染疾病，容易夭折。

（4）极重度。智商在20以下，极少见，患儿出生时就有明显的躯体畸形及神经系统异常，不能学会走路和说话，感觉迟钝，无防卫能力，常因原发病或继发感染夭折。

2. 精神发育迟滞伴发精神障碍

精神发育迟滞患者易于共患其他精神障碍。在精神发育迟滞患者中，4%—6%合并精神障碍，有精神障碍又合并个性障碍者为8%—15%，若将轻度情绪障碍计算在内则可达50%以上。

精神发育迟滞合并精神分裂症为最常见的类型。在精神发育迟滞患者中，精神分裂症的患病率较一般人群高2—3倍，并且发病年龄要早。精神发育迟滞共患的精神分裂症症状主要为与外界不交往、刻板、冲动。

精神发育迟滞儿童合并孤独障碍也不少见。大约75%的孤独症患者有智力障碍，临床所表现的症状与不同的智商水平有关。精神发育迟滞合并孤独症者表现有更严重的社交发育障碍和大量的社会行为偏移，其要获得语言和学习技能更为困难。

精神发育迟滞患者合并情感障碍亦可见到，但其症状不典型，尤其缺乏思维活跃、思维奔逸的表现，也缺乏情感高涨背景下表现的幽默和引人共鸣的感染力，而突出表现为兴奋、活动多、话多、易激惹、好冲动。抑郁状态的症状则以活动减少，少语为主，并且其发作的周期性亦不如正常智力者患情感障碍时明显。

癫痫是精神发育迟滞中又一常见的疾病，从癫痫类型分布中发现，20%癫痫患者表现为精神运动性发作。从临床上观察所见，智力水平越低者，其癫痫程度越重，控制癫痫发作越是困难，合并的行为及个性障碍也越突出。

第三节　精神障碍的常用治疗方法

一、药物治疗

精神药物治疗是以化学药物为手段，对紊乱的大脑神经化学过程进行调整，达到控制精神病性症状，改善和矫正病理思维、心境和行为，预防复发，促进社会适应能力并以提高患者生活质量为最高目的。第一个抗精神病药物于20世纪50年代开始用于精神疾病的诊疗。从此，精神疾病的诊疗开始了历史的新篇章，合成的或从天然物质中提取的化学成分可通过对中枢神经系统的作用而影响人类精神活动，从而缓解各种精神症状，改善预后，使大多数精神障碍的治疗变为可能。

精神药物主要分为抗精神病药、抗抑郁药、心境稳定剂、抗焦虑药、精神激活药和改善记忆药几大类。

（一）精神科常用药物简介

1. 抗精神病药

抗精神病药又称神经阻滞剂，是一类作用于中枢神经系统，调节神经递质功能，从而治疗精神分裂症和其他精神病性症状的药物。它是精神科临床中应用最多的药物之一，主要用于精神分裂症、器质性疾病所致的精神障碍，以及躁狂症等精神障碍的治疗和预防治疗。

传统抗精神病药物有：氯丙嗪、奋乃静、氟哌啶醇、舒必利。第二代抗精神病药物有：利培酮、氯氮平、奥氮平、喹硫平、阿立哌唑。

2. 抗抑郁药

与抗精神病药一样，也是20世纪50年代开始应用于临床的。抗抑郁药主要用于抑郁症的治疗，也用于强迫症、焦虑症、恐惧症、疑病症、神经性厌食症、应激障碍如创伤后应激障碍等疾病的治疗。

主要抗抑郁药物有：三环类抗抑郁药物，如阿米替林、氯米帕明、马普替林；新型抗抑郁药，如氟西汀、帕罗西汀、氟伏沙明、舍曲林、西酞普兰、文拉法辛等。

3. 心境稳定剂

是指对躁狂或抑郁具有治疗或预防复发作用且不引起躁狂或抑郁转相，或引起频繁发作（快速循环）或躁狂与抑郁混合发作的药物。这类药物基本用于双相障碍。

主要心境稳定剂有：碳酸锂、丙戊酸盐、卡马西平等。

4. 抗焦虑药物

是一类主要用于减轻焦虑、紧张、恐惧、稳定情绪，兼有镇静催眠作用的药物。抗焦虑药物的主要适应症状是焦虑、紧张、恐惧、失眠，常用于各种焦虑障碍、心身疾病、睡眠障碍、应激障碍等疾病的治疗。

常见抗焦虑药物有：丁螺环酮以及苯二氮卓类药物，如氯硝西泮、地西泮、阿普唑仑、劳拉西泮等。

（二）常见药物副反应

抗精神病药物副作用主要有：锥体外系不良反应，如帕金森综合征、急性肌张力增高、过度镇静、震颤、静坐不能、迟发性运动障碍等。还有体位性低血压、体重增加、糖脂代谢异常、闭经、溢乳、口干、便秘、视力模糊、尿潴留等。

二、物理治疗

除了药物治疗外，物理治疗也是比较常用的方法之一。目前较为成熟的物理治疗有无抽搐电休克治疗（modified electrovonvulsive therapy, MECT），又称改良痉挛治疗。该方法是以一定强度的电流，通常是很小的量，通过大脑，达到治疗精神障碍的目的。

电休克治疗的适应证包括重性抑郁、躁狂、精神分裂症以及伴有兴奋冲动、躁闹不安、拒食、紧张木僵症状的其他疾病，对于精神药物治疗无效或对药物治疗不能耐受者也可考虑电休克治疗。

禁忌证具体如下：颅内高压；严重的肝脏疾患、严重营养不良等容易造成血清假性胆碱酯酶水平下降或先天性酶缺乏者，由于容易导致琥珀酰胆碱作用的时间延长，因而易发生迁延性呼吸停止；严重心血管疾病；严重肾脏疾病；严重呼吸系统疾病；新近或未愈的骨关节疾病；严重的青光眼和视网膜脱落、严重的消化性溃疡。

三、心理治疗

心理治疗是指在治疗师与患者建立起良好治疗关系的基础上，由经过专业训练的治疗师运用专业的理论和技术，对患者的心理、情绪、认知与行为等有关的问题进行治疗的过程。目的在于激发和调动患者改善现状的动机和潜能，以消除缓解患者的心理问题与障碍，促进其康复的目的。

常用心理治疗方法有：精神分析疗法、认知疗法、行为疗法、家庭疗法、森田疗法、支持性心理疗法等。

（一）精神分析疗法

精神分析认为一个人的心理与行为，不管是病态的还是正常的，都是由各种因素相互影响，以动态的形式发生，且可以追溯了解因果关系。因此精神分析注重个人内在的精神活动，关注早期经验与生活态度，并可分析患者潜意识的精神材料，处理患者所呈现的转移关系。精神分析治疗属于个人的长期性心理治疗，也被称为深入的心理治疗。

（二）认知疗法

认知疗法认为人的情绪困扰、行为问题或各种心理障碍均与人的认知和认知过程有关，强调改变错误的认知方式来达到减轻或者消除患者各种心理及行为问题。该疗法主要通过三种途径达成目标：一是发现现存的信念与事实之间的矛盾，二是改变信念的建构系统，三是对领悟认知加工过程中的不合逻辑之处。认知疗法的关键是使患者能逐步意识到错误认知中的逻辑性错误，并促使其产生认知性的改变。

（三）行为疗法

行为疗法以"刺激－反应"的学习过程作为行为的主要解释，该疗法认为所有的行为都遵循学习的规律，变态行为也属于习得性的行为，既然可以习得，也就可以弃掉。常用的方法有系统脱敏法、厌恶疗法、阳性强化法、模仿法、生物反馈疗法等，旨在帮助患者消除或建立某种行为，从而达到治疗目的。

（四）家庭疗法

家庭疗法是近年来较为流行的治疗方式之一。该疗法认为，家庭系统内任何成员的表现，都受到其他家庭成员的影响，个人的行为影响家庭系统，系统也影响每一名家庭成员。个人的病态行为，也常因配合其他成员的心理需要而被维持，因此与以往针对个体为对象的心理治疗不同，家庭疗法以整个家庭为对象，通过调整或改变家庭成员之间的人际关系来改进其家庭心理功能。

（五）森田疗法

森田疗法是以治疗神经症为特点的心理治疗，该疗法秉持以下基本观念：不问过去，重视现实生活；不问情绪，重视行动；症状是情绪变化的一种表现；顺其自然；患者在现实生活中接受治疗；身教重于言教，以行动为准则等。森田疗法的本质是通过亲自体验去理解，以达到心理治疗的目的，是一种超越言语和理性的治疗方法。

（六）支持性心理疗法

支持性心理治疗的主要特点是提供各种支持，善用患者潜在的资源与能力，并协助其以较有效的方式去面对困境。支持性治疗要与患者建立较好的专业关系，并能运用同理心体会患者处境，让患者感受到治疗者的关心和信任。该疗法的常用技术有耐心倾听、适度鼓励、提供指导、培养信心、善用资源、鼓励功能性适应等。

四、其他治疗

精神障碍的其他治疗方法包括胰岛素治疗、内分泌治疗、中医治疗、工娱治疗等。

参考文献

1. 张聪沛．临床精神病学［M］．北京：人民卫生出版社，2009．

2. 陈彦方．CCMD－3相关精神障碍的治疗与护理［M］．济南：山东科学技术出版社，2001．

3. 栗克清，等．常见重性精神疾病社区防治手册［M］．北京：人民卫生出版社，2011．

4. 赵靖平．中国精神分裂症防治指南（第二版）［M］．北京：中华医学电子音像出版社，2015．

5. 田维才．实用临床精神医学［M］．北京：光明日报出版社，2011．

6. 沈渔邨．精神病学（第五版）［M］．北京：人民卫生出版社，2009．

7. 江开达．精神病学（第二版）［M］．北京：人民卫生出版社，2010．

第二章 精神卫生社会工作概述

精神卫生社会工作是社会工作重要实务领域之一，其服务对象主要包括精神障碍患者、家属及其家庭。本章将主要讲述精神卫生社会工作的基本知识、基本服务内容以及需要遵循的专业价值理念。

第一节 精神卫生社会工作内涵

一、相关定义

（一）社会工作

美国社会工作者协会（National Association of Social Workers，NASW）对社会工作所下的定义是：社会工作是一种专业活动，用以协助个人、群体、社区强化或恢复能力，以发挥其社会功能，并创造有助于达成其目标的社会条件。

王思斌认为："社会工作是以利他主义为指导，以科学的知识为基础，运用科学的方法进行的助人服务活动。"这个定义指出了社会工作的本质是一种助人活动，即以利他主义的价值观为主导的帮助他人的活动，其特征是提供服务。更确切地说，社会工作是一种科学的助人服务活动，它不同于一般的行善活动。这个定义还指出，社会工作以受助人的需要为中心，并以科学的助人技巧为手段，以达到助人的有效性[1]。

---

① 王思斌. 社会工作导论［M］. 北京：高等教育出版社，2013：26.

（二）精神卫生社会工作

目前，不同学者对精神卫生社会工作概念的理解不尽相同，杨晓东、廉杰[1]认为：精神卫生社会工作是指社会工作者综合运用精神卫生、社会工作专业知识和方法，为有需要的精神障碍患者及其家庭提供专业服务，帮助其舒缓、解决和预防因精神障碍引起的心理、情绪等问题。

叶锦成[2]在《精神医疗社会工作》一书中总结了目前学者对精神卫生社会工作的理解：

（1）在医院的精神科或精神病院中推行社会工作。

（2）用社会工作的理念和手法进行精神心理健康实务。

（3）通过精神心理健康的理念和手法，理解和推行社会工作。

（4）促进社会的心理健康，以达到公平、正义和高生活素质和谐社会。

（5）以社会工作的手法去达到一个全人安康、身心平衡的社会环境。

一般而言，精神卫生社会工作是心理、精神卫生和社会工作在手法、理念、服务、原则上的互相融合，在精神医疗卫生机构中，社会工作者作为医疗团队的一员，参与针对精神障碍患者的临床服务。精神临床社会工作者运用专业的方法与患者及家属建立良好的信任关系，协助其了解精神障碍的特点、引导患者及家属形成正确的治疗观念；与患者和家属探讨影响精神障碍患者康复的社会、心理、文化因素；无条件关注、发展患者的潜能，培养精神障碍患者及其家庭适应环境的能力。

二、精神卫生社会工作的服务内容

情绪疏导：安抚和疏导服务对象的负面情绪，纠正其因此而导致的不良行为。

---

① 杨晓东，廉杰. 精神健康社会工作机构与岗位设置研究［J］. 管理观察，2013（32）：164.

② 叶锦成. 精神医疗社会工作［M］. 台北：心理出版社股份有限公司，2014.

社会支持系统修复与重建：有针对性地开展自助成长小组、家院互动支持小组，协助与其他社会系统建立联系。

家庭辅导：为服务对象及其家庭提供增能、心理调适、成员关系维护等服务。

政策咨询：为服务对象提供医疗保险、社会救助与保障等相关法律法规信息。

社会救助：协助有需要的服务对象获得社会力量的捐赠和帮扶。

社交康乐：利用传统节日、餐前餐后等时间开展主题活动，丰富服务对象住院生活。

缓和医患关系：搭建医患沟通桥梁，传递医学信息，促使服务对象形成恰当的医疗期待，畅通医患交流。

危机介入：为因正常生活受到意外危险事件破坏而产生身心混乱的服务对象提供保护、希望与鼓励、教育与指导等支持和协助。

健康教育：向社会公众普及精神健康常识，增进其对精神障碍的了解。

政策研究与倡导：以服务实践为基础，对涉及服务对象的普遍性社会因素进行政策研究，为社会政策制定提供依据；对社会公众进行教育宣传，引导大众树立对精神障碍群体客观、公正的社会评价。

其他服务：为服务对象提供社会适应能力训练、疾病管理、出院前评估、资源链接等服务。

三、精神卫生社会工作者的角色

（一）信息提供者

精神卫生社会工作者要全方位了解服务对象的个性特点、成长经历、兴趣爱好、家庭情况等，并将其治疗及康复期间的情绪及行为变化向医生反馈，协助医护人员全面了解服务对象。

（二）治疗者

运用社会工作中个案、小组的工作方法对服务对象的心理及行为问题进行干预，协助其转变观念，改变不良行为，以使医疗服务取得更好的效果。

（三）咨询者

与精神障碍患者和家属建立信任关系，提供关注和支持，解决患者和家属的情绪困扰。

（四）资源链接者

在精神医疗康复过程中，精神卫生社会工作者要努力挖掘和整合家庭、社区以及志愿者等资源，为精神障碍患者提供更多的服务。

（五）推介者

精神卫生社会工作者可根据服务对象情况，将涉及精神障碍患者的相关救助政策、心理咨询、慢性病管理信息以及一些公益平台服务向患者做推介和宣传。

（六）倡导者

提倡友好宽容的社区环境，减少社会大众对精神障碍患者的歧视和偏见。

第二节 精神卫生社会工作发展历程

精神卫生领域的社会工作实践是从照顾精神障碍患者的历史和社会工作专业的历史之中发展起来的。本节将介绍美国精神卫生领域的历史以及社会工作在该段历史中的作用和发展。同时，也将梳理我国精神卫生政策及社会工作专业介入的发展过程和现状。

一、美国精神卫生社会工作的发展

（一）早期公立医院的社会工作介入阶段

美国精神卫生领域社会工作开始于医院。

　　20 世纪初期，一些社会工作者开始在精神障碍医疗机构就职。莱斯罗普是一位社会工作改良者，曾在伊利诺伊州堪喀基的州立医院工作，是精神卫生全美委员会的创建人之一，推动了美国精神卫生领域医务社会工作的介入。1905 年，伊迪丝·柏利开始在马萨诸塞州综合医院的神经诊所工作，主要负责进行社会调查和治疗。1906 年，纽约州慈善救助协会聘请霍顿，一个受过训练的社会工作者作为病后护理协调人，帮助患者在社区寻找住房、工作和其他资源。这一事件对于改善出院精神障碍患者的救助照顾运动来说，是非常关键的事件。1911 年，慈善救助协会说服纽约州让曼哈顿州立医院聘请愈后护理工作人员。数年之后，马萨诸塞州、伊利诺伊州和新泽西州都在精神卫生机构聘请了社会工作者①。

　　这一时期社会工作者的基本职责是社会调查，从患者和社区中的其他居民那里收集患者医学和社会史的信息。社会工作者的另一职责是个案工作，帮助服务对象保持良好的生活状态，同时也要协调医生、患者、家庭和朋友之间的关系。社会服务部门承担研究和培训社会工作学生的职责。

　　20 世纪 20 年代，美国的诊所中有了社会工作，突出的标志是在诺福克和圣特路易斯建立的示范诊所。在接下来的 20 年中，社会工作在美国诊所中的应用越来越广泛。此时社会工作在美国的精神卫生领域迅速扩展。

（二）社会工作注重心理视角和精神卫生领域的团队合作时期

　　这一时期主要是指 20 世纪 30 年代到 60 年代的精神卫生社会工作的发展。

　　社会工作者在这一阶段的工作视角也有较大转变，由经济和社会学视角转为心理视角。这一时期，从慈善组织运动中崭露头角的玛丽·里士满出版了一部关键的社会工作著作——《社会诊断》，概述了从不同渠道收集社会数据和检查证据的方法，推动了个案工作科学模式的发展，也聚焦于个体和环境的关系。这一阶段也是心理学在社会工作领域中极为重要的

---

　　①　Roberta G. Sands. 精神健康社会工作［M］. 余潇，许俊杰，译. 上海：华东理工大学出版社，2015：42.

一个时期，精神解释和行为主义心理学占据主导地位，社会工作者不但要掌握精神病学知识，还需要了解心理学视角。格林克等明确了驻院精神卫生社会工作者的一些功能：了解历史、向精神科医生和患者提供资源信息、探访家庭和学校、联络亲属及相关人员，精神卫生社会工作者如同精神病学家的助手，提出医疗建议等。

20世纪30年代后期，精神卫生社会工作者出现在红十字会、老兵管理服务机构、公立和私立医院、儿童辅导诊所、心理卫生诊所、教育机构、精神卫生协会、精神卫生局、护理组织、家庭福利组织和私人诊所。医院聘请的精神卫生社会工作者收集社会史、与住院患者和家属从住院到出院一起工作，促使患者进行调整、适应环境变化，并参与社区教育项目。

早期精神卫生领域社会工作人员主要运用具有人性的治疗方法帮助精神障碍患者，从而摒除了迷信和对精神障碍患者需求无知的治疗方法。第二次世界大战后，人们开始更深入全面地研究精神卫生社会工作方法。1964年，美国《精神健康法案》颁布，极大地促进了精神病学、社会工作、心理学和护理学科人才的开发和培训，从而在美国形成了一支精神卫生领域的专家队伍。

（三）政府全面推动精神卫生工作和社区精神康复时期

美国精神卫生的治疗方式最初是在民间力量的推动下发展起来的。直到20世纪60年代前，美国精神卫生领域的社会工作还极少引起高层的注意，但在此后的几十年中，至少有三位总统和一位总统夫人对精神卫生领域社会工作非常重视，并号召举国关注。

1963年，肯尼迪首次就精神卫生问题发表总统演说。1977年2月17日，卡特总统以执行令的形式成立了总统精神健康委员会，《精神健康系统法案》也于1980年出台。1987年，里根总统签署法律，要求各州为严重精神障碍患者制订一个三年的综合服务计划，以便获得联邦政府为其提供的用于精神健康服务的拨款。里根担任总统期间，南希·里根通过各种活动使各地的人们认识到滥用毒品和酗酒问题正在恶化，增强了人们对精神卫生问题的关注①。政府一系列法案的出台，推动了精神卫生领域的全面发展。

1963 年，肯尼迪总统在第 88 届精神疾病和精神发育迟滞大会上发表演讲，呼吁尝试"大胆的新模式"——社区照顾。这个模式在很大程度上鼓励运用联邦资源去激励州、社区和私人行动。这个模式实施之后，社区关怀和开放式温情代替了监护隔离的冷冰冰的仁慈，对预防、治疗和康复的强调取代了把患者限制在逐渐萎缩的医疗机构里②。

（四）精神卫生政策的变迁和证据为本的社会工作实务

自 20 世纪 80 年代后期，美国社区精神卫生领域面临着财政紧张、重性精神障碍患者增加的困难。全美精神健康协会、全美精神疾病联盟、全美抑郁和双相障碍协会等倡导团体成为精神卫生领域的重要力量。

1990 年，美国残障法通过，规定严禁在就业、教育、公共住所、公共服务和交通等领域歧视精神残障人士。2008 年，布什总统签署了精神健康平权和成瘾权益法案，这使得美国民众对精神障碍患者越来越理解，歧视文化障碍得以控制。2010 年，奥巴马总统签署了患者保护与平价医疗法案，使得无数没有保险的美国人拥有了可以提供精神卫生服务的健康保险。

2000—2010 年，大量精神卫生举措得到了精神卫生医疗服务的加速研究和支持。证据为本的实践运动为精神疾病的治疗提供了新的思路，其实践原则是精神卫生实务必须是针对特定群体的，目标是证明疗效、明确实务过程，并有推广的价值。越来越多的精神卫生领域社会工作者接受了证据为本的实务，并在自己的服务中推行实施。

二、我国精神卫生社会工作发展的过程和现状

中国精神卫生政策法规和服务体系建设可以分为三个历史发展阶段：

---

① 周勇．美国精神卫生领域社会工作及其对中国的启示［J］．四川大学学报（哲学社会科学版），2010（3）：129.

② Roberta G. Sands．精神健康社会工作［M］．余潇，许俊杰，译．华东理工大学出版社，2015：49.

1978—2000 年是医疗服务主导和精神卫生政策法规恢复萌芽阶段；2001—2011 年是精神卫生服务体系和精神健康政策法规迅猛发展阶段；2012—2016 年是精神卫生综合性服务体系发展与精神卫生政策法治化阶段。三阶段服务体系与政策法规时代特征鲜明，社会工作者在其中扮演不同角色①。

（一）精神卫生政策的起步和社会工作专业恢复重建时期

1978—2000 年间，中国医疗卫生服务重点是生理性疾病和临床诊疗服务，精神障碍与精神健康服务议题尚处于萌芽状态。1986 年卫生部、民政部、公安部等部委召开了"全国第二次精神卫生工作会议"，会议主要确认了卫生、民政和公安三个系统共同管理精神疾病体制。1987 年 4 月，国务院批转了由卫生部、民政部和公安部共同起草的《关于加强精神卫生工作的意见》，从加强领导、增加投入、培养人才等六个方面提出推进精神卫生工作指导意见，制订了《精神卫生工作七五计划》，促进精神卫生工作在政府和有关部门协作下健康发展。20 世纪 90 年代以来，由于社会主义市场经济体制建设步伐加快，心理及精神健康问题日益突出，在 1994 年 3 月，中国首次承办的"第十届全球精神卫生工作协作组会议"中发现精神卫生问题凸显。1999 年 11 月 11 日至 13 日，由卫生部和世界卫生组织联合主办，民政部、财政部、劳动与社会保障部、教育部、公安部、司法部及中残联协办的中国/世界卫生组织精神卫生高层研讨会在京召开。这是 20 世纪末中国精神卫生工作的重要国际盛会，对 21 世纪中国精神卫生工作产生了深远和重要的影响。

这一时期社会工作专业恢复重建，1988 年高校社会工作教育起步，但是本土专业的社会工作实务经验非常少，社会工作者在精神卫生领域发挥的作用不明显。精神障碍和心理健康问题的解决模式主要依照医学模式进行，即当时的生物医学模式主导。

---

① 刘继同. 中国精神健康社会工作时代来临与实务性研究议题［J］. 浙江工商大学学报，2017（4）：101–105.

（二）精神卫生政策的完善和社会工作专业化发展时期

2001—2011 年是中国精神卫生服务体系和精神卫生政策法规迅猛发展阶段。2003 年非典型性肺炎（SARS）疫情暴发流行、2008 年四川汶川地震引起的精神以及心理疾病，促使精神卫生领域问题性质由医学问题转变为公共卫生与社会问题，国家越来越重视精神卫生领域的立法和专业性发展。

2001 年 10 月，在北京召开的"第三次全国精神卫生工作会议"标志着中国精神卫生政策法规与服务体系建设的新起点，会议首次提出"预防为主，防治结合，重点干预，广泛覆盖，依法管理"的新时期精神卫生工作指导原则，具有里程碑式历史意义。2001 年，上海市人大常委会通过中国首部地方性精神卫生法规——《上海市精神卫生条例》，其中第八条规定，符合资质的精神卫生社会工作者与精神科执业医师、精神科注册护士、临床心理学工作者统称精神卫生专业人员，首次以地方立法形式明确精神卫生社会工作者概念和专业身份，拉开了精神卫生社会工作的序幕。2006 年，卫生部牵头组建了由 18 个部委组成的国务院精神卫生工作部际联席会议制度。2008 年 1 月，卫生部等 17 个部委联合下发的《全国精神卫生工作体系发展指导纲要（2008—2015 年)》具有重要意义，因为该指导纲要首次聚焦精神卫生工作服务，指明精神卫生服务体系医院 - 社区 - 家庭的一体化发展方向。

这一时期是中国精神卫生政策法规、服务体系和精神卫生社会工作蓬勃发展阶段。

（三）精神卫生政策法制化与社会工作全面介入时期

2012—2016 年是中国精神卫生现代性、综合性服务体系发展与精神卫生政策法治化阶段，也是精神卫生社会工作者进入精神卫生服务历史舞台，并扮演越来越重要专业角色的时期。

2012 年 10 月 26 日，第十一届全国人大常委会第二十九次会议审议通过《中华人民共和国精神卫生法》，标志中国精神卫生服务进入法治化阶段。

2012 年 10 月，经全国人大常委会通过的《中华人民共和国精神卫生法》是我国第一部精神卫生法，填补了我国精神卫生领域的法律空白，为我国庞大的精神障碍患者群体提供了法律保障。文中提到的对精神障碍患者的尊重、团队合作、社区康复、人文关怀等理念也与社会工作服务理念一致。

2015 年 6 月，国务院办公厅转发国家卫生计生委、中央综治办、发展改革委、教育部、公安部、民政部、司法部、财政部、人力资源和社会保障部以及中国残联，共计 10 个部门共同制定《全国精神卫生工作规划（2015—2020 年）》，该规划首次明确要求"各地要建立健全精神卫生专业队伍，合理配置精神科医师、护士、心理治疗师，探索并逐步推广康复师、社会工作师和志愿者参与精神卫生服务的工作模式。教育部门要加强精神医学、应用心理学、社会工作学等精神卫生相关专业的人才培养工作"[①]。

2017 年 10 月 26 日，民政部会同财政部、卫计委、中国残联起草《关于加快精神障碍社区康复服务发展的意见》印发各地，明确提出到 2025 年，80% 以上的县（市、区）广泛开展精神障碍社区康复服务，在开展精神障碍社区康复县（市、区）中，60% 以上的居民患者接受社区康复服务，基本建立以家庭为基础、机构为支撑、"社会化、综合性、开放性"的精神障碍社区康复体系。同时要求，广泛建立以精神科医师、社会工作者为核心，以护士、心理治疗师、心理咨询师、公共卫生医师、康复师、社区康复协调员为重要专业力量的综合服务团队。

这标志着我国社区精神康复的全面推进，也体现了社会工作者在精神卫生康复领域将发挥重要角色和作用。

三、我国精神卫生社会工作发展面临的新挑战

（一）医疗卫生机构相关人员对精神卫生社会工作者的认识和接纳程度不高

国外精神卫生是社会工作较早介入的服务领域之一，也积累了很多的

---

① 刘继同．中国精神健康社会工作时代来临与实务性研究议题［J］．浙江工商大学学报，2017（4）：101－105.

经验，但在我国仍存在对社会工作认识不足、接纳程度不高的问题。医护人员、患者和家属、医疗机构负责人等对精神卫生社会工作的认识不深，短时间内难以对精神卫生社会工作服务有足够的重视。

（二）相关政策法规的完善和落实存在困难

政府在推动精神医疗和健康方面完善了很多法律法规，也强调了社会工作的重要性。然而，社会工作职业发展规划、晋升制度、工资待遇等还存在很多不确定性，各地差异也较大，这使得社会工作人才流失严重，很大程度上阻碍了精神卫生社会工作服务的发展。

（三）社会工作实践中的实务专业能力权威性差

精神卫生社会工作发展尚处于探索阶段，在本土医疗环境中，还没有出台明确的专业标准，在服务内容、服务流程、服务效果等方面界限并不清晰，存在着实务领域的认可度低、专业能力和权威性差等问题。在具体实务中不能树立典型的专业权威性的服务案例，阻碍精神卫生社会工作专业化、本土化的提升。

（四）精神卫生社会工作专业教育与实际能力要求脱节

精神障碍患者及其家属的社会心理等问题呈现出复杂性和多元性，这就要求精神卫生社会工作者除了掌握精神卫生社会工作方法外，还需了解医学、心理学、社会学等相关知识。但实习学生和新入职社会工作者对精神卫生社会福利机构环境、文化、政策、资源等了解甚少，运用专业方法和技巧解决患者实际问题的能力不足，这在很大程度上反映了精神卫生社会工作教育的偏颇。社会工作教育注重社会工作理论和实践的通才性，而忽略了精神卫生社会工作人才培养的特殊性，导致教学中没有注重医疗环境、文化、政策的学习，培养的专业人才不能满足精神卫生社会工作实务岗位的要求。

第三节　精神卫生社会工作理论

社会工作专业的诸多基础理论对精神卫生社会工作实务都有指导和启示作用，比如精神分析模式、需求理论、社会学习理论、人本主义理论、危机介入理论、家庭压力理论等。本节将着重介绍生态系统理论、抗逆力理论、生命历程理论、危机介入模式、优势视角理论等相关理论。

一、生态系统理论

（一）基本观点

生态系统理论主要考察人类行为与社会环境的交互关系，它把人类成长所依存的社会环境（如家庭、机构、社区等）看作是一种社会性的生态系统，强调生态环境（人的生存系统）对于分析和理解人类行为的重要性，注重人与环境间各系统的相互作用及其对人类行为的重大影响。

生态系统理论（ecological systems）由美国心理学家布朗芬·布伦纳（Bronfen Brenner）提出。生态系统理论的基本假设是：

（1）人类与环境在系统中相互影响，形成一种互惠性的关系。

（2）相互适应度是一种个人与环境间互惠性历程的结果。

（3）要理解个人必须将其置于其生长的自然环境及其所在的情境之中。

（4）个人的生活经验是可以正向改变的。

（5）所谓的问题指的是生活中的问题，要了解个人的问题应将个人置于其所生活的整体空间中来理解。

基于这样的假设，布朗芬·布伦纳提出了生态系统理论的基本概念。

（1）微观系统：是指与个体有切身关系的生活环境，包括家庭、学校、朋辈及社区。

（2）中介系统：是指家庭、学校、朋辈及社区之间的联系与相互关系，如父母与学校相互合作情况、朋辈群体相处的影响等。

（3）外在系统：是指个体未直接参与，但影响个体成长的因素，如父母的工作环境、学校的教育方式及社区资源的运用等。

（4）宏观系统：指的是存在于以上三个系统中的文化、亚文化和社会环境。

（二）实践原则

（1）个人或家庭所经历的问题与困境是环境资源的不足或障碍造成的。

（2）个人或家庭所经历的问题是多项要素互动的结果。

（3）干预时要善用个人的生活体验及其非正式的支持网络作为切入点。

（4）干预时要关注生态系统中关键部分系统改变就能影响或连带改变其他系统的原则。

（5）干预的解决之道应该是多元的。

二、抗逆力理论

抗逆力，中国台湾学者称之为"复原力"，中国大陆也有学者称之为"心理弹性""韧性"，大致相当于"挫折承受力""耐挫力"等概念，是指一个人处于困难、挫折、失败等逆境时的心理协调和适应能力，即一个人遭受挫折后，能够忍受和摆脱挫折的打击，在逆境中保持健康、正常的心理和行为能力。

有关抗逆力的研究始于60年前，诺曼·加梅齐（Norman Garmezy）是这一研究的先驱者。他研究了为何许多孩子不会因为与患精神分裂症的父母一起生活而患精神障碍，并得出结论：抗逆力的某种特性在心理健康方面所起的作用比人们以前想象得要大。1970年，心理学家安东尼挑选了24个出生于父母均患有精神障碍家庭的孩子进行追踪研究，结果发现，24个孩子中只有8个像其父母一样出现精神障碍或相同的困扰，另外16个孩子都在其后的个人发展中健康地成长，成年之后也都很正常。安东尼把这些儿童称之为"适应良好的儿童"。1980年，加梅齐对伦敦6个贫民区家庭进行了研究，这6个家庭的生活环境充满罪犯、毒品、精神障碍患者、家庭暴力、拥挤的生活空间等。然而这6个家庭的父母对待孩子表现出弹性的管教与反应态度，注意子女的在校成绩，维持家庭良好的气氛，给孩子灌输积极的生活观、人生观、价值观①。加梅齐将这些特质简单地归纳为三项保护因子：积极人格特质的建构、家庭支持系统的建立、社会支持和外在资源的建构。

20世纪80年代后期，抗逆力的研究得到较广泛的开展，研究者也提出了有关抗逆力的较多观点与阐述。

（一）核心概念

1. 逆境（或称威胁性环境）

指对一个系统造成功能或生存的障碍，或是对适应或发展造成威胁的经验，例如贫穷、无家可归、灾难事件以及重大创伤经验、个人长期的身心行为困境和环境长期的压迫所形成的困难等。

2. 风险因子

指特定的个人、群体或其所处的情境中，那些可被预测的、会产生特定负面结果的指标或因素，逆境或威胁性环境和身心虐待、身心疾病、生活挑战等与风险因子有关。

3. 保护因子

指那些可以促进个人积极发展结果、降低不良后果发生的可能性、帮助个人战胜困境的内在和外在的资源。

个人保护因子主要有：问题的解决能力、坚持力、毅力、自我效能、希望感、人际能力、亲社会行为。环境保护因子主要有：多元社区参与机会、与重要成人之间的正向依附关系、与同辈之间健康的依附关系、正向的非正式支持网络。

---

① 沈之菲. 青少年抗逆力的解读和培养［J］. 心理辅导，2008（1）：72.

（二）抗逆力的提升

在提升抗逆力策略方面，尤为强调社会支持因素。

1. 增加亲社会联结

一是为精神障碍患者组织开展小组活动，使患者之间多接触、多交流，相互学习，彼此鼓励，建立健康的病友关系。二是纳入家庭系统，干预家庭以协助家庭增权为主，包括落实家庭经济辅助、提供"家庭维系"服务及相关工作坊等，使精神障碍患者与家庭在共同工作中加强联结，提升家庭在应对疾病过程中的抗逆力。

2. 建立清晰、稳定的边界

精神卫生医疗机构和家庭制定康复规范，体现关怀。

3. 教授生活技能

精神障碍患者需要掌握的技能有：与人合作、解决冲突方法、决策、沟通、解决问题、自我决定、压力管理等。

4. 提供关怀和支持

精神卫生社会工作者关注每个精神障碍患者的情况、经历和感受，倾听他们的声音，多用鼓励性话语，确认服务对象的积极力量，组织激励性的活动，当精神障碍患者处于困境时及时介入，提供情绪和心理支持。

5. 建立和表达高期望

精神卫生社会工作者接纳每名精神障碍患者的经历和独特性，相信每名患者都有潜能，不放弃任何一名患者，提出对精神障碍患者的要求和期望他们达到的行为认知目标，鼓励患者不断进步和成长。

6. 提供机会，促进参与

充分利用医疗机构、家庭、社区三大系统的资源为精神障碍患者提供参与机会。例如，建立社区精神障碍患者资源中心，提供认知和就业辅导、倡导和组织精神障碍康复者参加志愿服务、社会服务等。

（三）抗逆力理论关注点

1. 尊重患者，以患者为中心

努力培养患者的自立、自主、自我能力。例如，鼓励患者参与复原过程、自己作决定、主动表达看法、提升自信，进而帮助他们由退缩在个人世界转向适应现实生活。

2. 全人关怀

除了药物治疗外，心理与灵性方面的协助也必不可少。此外，精神卫生社会工作者还要在患者融入社区、就业、教育等方面提供支持，以帮助患者重返主流社会。

3. 优势取向

注重从环境因素着眼解释精神障碍的发生原因，把原因"外部化"，不责怪患者，多关注患者的潜能、资源，并将之运用在服务中。

三、生命历程理论

在对服务对象进行个案管理工作的过程中，个案管理员一般会运用多种专业技术，以帮助服务对象自我梳理，更好地找到"症结"，明确个案管理的目标，从而"对症下药"、有的放矢地挖掘服务对象潜能、提升服务对象生活质量。生命历程理论是这一工作方法的基础。

（一）基本观点

精神卫生社会工作者引导和陪伴服务对象回顾自己生命历程的过程，理论基础源于芝加哥学派的生命历程理论，其基本原理大致可以概括为四个方面。

1. "一定时空中的生活"原理

个体在哪一年出生，属于哪一同龄群体，以及在什么地方出生，基本上将人与某种历史力量联系起来。

2. "相互联系的生活"原理

人总是生活在由亲戚和朋友所构成的社会关系之中，个人正是通过一定的社会关系，才被整合到特定的群体，每代人注定要受到在别人的生命历程中所发生的生活事件的巨大影响。

3. "生活的时间性"原理

生活的时间性指的是在生命历程中变迁所发生的社会性时间，还指个体与个体之间生命历程的协调发展。这一原理认为，某一生活事件发生的时间甚至比事件本身更具意义，强调了人与环境的匹配。

4. "个人能动性"原理

人总是在一定社会建制之中有计划、有选择地推进自己的生命历程。即使在有约束的环境下，个体仍具有主动性。人在社会中所作出的选择除了受到社会情景的影响外，还受到个人经历和个人性格特征的影响。

生命历程理论的基本分析范式，是将个体的生命历程理解为一个由多个生命事件构成的序列。比如，一个人一生中会经历入学、就业、生育、退休等生命事件，这些生命事件按一定顺序排列起来，就构成了一个人的生命历程。生命事件发生的轨迹，亦即先后次序，以及生命事件之间的过渡关系，是生命历程理论研究的基本主题。

生命历程理论之所以确定这么一个研究主题，是因为：第一，同样一组生命事件，如果排列顺序不同，对人生的影响也会大不相同。比如，有这样一组生命事件：①上学；②丧父；③就业。如果按①、③、②的顺序排列，就意味着一个人毕业参加工作后才遭遇了丧父之痛，丧父这一事件对此人人生的影响是比较有限的，因为他已经有了自己的收入，能够自立。相反，如果是按②、①、③的顺序排列，就意味着一个人还没有开始学业便丧失了父亲。早年丧父，显然会直接影响到他一生的成长。第二，生命事件之间是相互影响的，这使得研究事件之间的过渡关系显得非常重要。在上面这个例子中，上学、丧父、就业这三个事件显然是相互影响的，我们只有在明白了这三个事件之间的过渡关系之后，才能真正了解它们对个体社会化过程的影响。

（二）生平图的绘制

在生命历程理论的指导下，精神卫生社会工作者常通过绘制"生平图"的方式帮助精神障碍患者。"生平图"是个案管理诸多技巧中的一种，是指在个案访谈的过程中，服务对象在个案管理员的引导与陪伴下勾勒和完善自己的生命轨迹、回顾自己的生命历程，从而为进一步的介入和管理提供基础和方向。

四、危机介入模式

1946 年，林德曼和卡布蓝在有关社区精神健康的问题研究中，提出了"危机介入"这个概念，他们认为压力、紧张、情绪的调节与危机有很大关系。1974 年，美国将危机介入模式正式列入社会服务的重要项目，并且在社会工作领域逐渐推广该模式。

（一）危机介入的含义

危机是指个人面对一种其每日生活中不甚熟悉或意外的经验，而此时个人生活中熟悉的资源及经历受到考验，因此个人急需外界的协助。危机是由于危险或高度紧张的生活事件干扰了个人原有的稳定状态，使人感到不安，而解决问题惯用的方法又一时难以应对和处理，所以，当事人必须发展新的方法或寻求协助才能解决问题。危机的经验能使个人在人格发展上更健全、成熟，但它也能阻止或损毁个人的人格成长。

危机介入是指对危机状态下的个人、家庭或团体提供一种短期治疗或者调适的过程。它是一种特殊的介入，目的在于去除服务对象的紧张情绪、恢复功能，使他们走出危机，并获得新的应付技能以预防将来心理危机的发生。

（二）危机介入的策略

1. 及时关注和处理危机事件

由于危机的意外性强、造成的危害性大，而且时间有限，需要社会工作者及时接案、及时处理，尽可能减少对服务对象及其周围人的伤害。

2. 限定目标的介入

危机介入的首要目标是以危机的调适和治疗为中心尽可能降低危机造成的危害，避免不良影响的扩大。只有把精力集中在目前有限的目标上，社会工作者才能与服务对象共同协商和处理面临的危机。

3. 介入过程中输入希望

当危机发生之后，服务对象通常处于迷茫、无助、失去希望的状态中，所以在危机中帮助服务对象的有效方法是给服务对象输入新的希望，调动服务对象改变的愿望。

4. 提供支持

在帮助服务对象面对和处理危机过程中，社会工作者需要充分利用服务对象自身拥有的周围他人的资源，为服务对象提供必要的支持，同时需要培养服务对象的自主能力。

5. 帮助危机者恢复自尊

危机的发生通常导致服务对象身心混乱，使服务对象的自尊感下降。社会工作者在着手解决服务对象的危机时，首先需要了解服务对象对自己的看法，帮助服务对象恢复自信。

6. 培养自主能力

危机是否能够解决最终取决于服务对象是否能够增强自主能力。虽然服务对象在危机中自主能力有所下降，但社会工作者不能认为服务对象缺乏自主能力，整个危机介入过程就是社会工作者帮助服务对象增强自主能力，面对和克服危机的过程。

五、优势视角理论

20 世纪 80 年代，越来越多的学者开始质疑传统问题视角的社会工作服务，美国堪萨斯大学社会福利学院在精神卫生领域进行了最早的社会工作优势视角的探索。优势视角一经提出，便获得了极大的反响，在妇女、老人、青少年、家庭等领域广泛应用。尤其是随着抗逆力、增强权能等以强调激发、挖掘潜能的理论的不断兴起，优势视角也迅速被接受，逐渐上升为一种一般意义上的社会工作理论和实践的视角，成为社会工作不可或缺的理论基础①。

（一）基本观点

优势视角相信每个人、群体、组织、社区都有其内在的优势，包括天赋、知识、拥有的资源等。社会工作者要善于发现并挖掘服务对象自身的优点，帮助其认识到自身的优势，鼓励其运用自身的优势从而达到解决问题和恢复能力的目标。

1. 优势视角的基本假设（Saleebey，2009b：15－18）

（1）每个人、小组、家庭和社区都有优势。

（2）创伤、虐待、疾病和争斗可能是伤害，但也可能蕴藏着挑战和机遇。

（3）如果不清楚能力增长和改变的潜能，那么就必须重视每个个体、群体以及社区改变的强烈愿望。

（4）只有通过合作才能最好地服务于服务对象。

（5）每种环境都充满了资源。

（6）关怀与照顾是相互联系的，关怀对每一个人都至关重要。

2. 优势视角理论的四个基本概念

（1）优势。任何事物都有着自身的优势，包含个人品德、成长经验、经历、体验、知识、意义、社区资源等。

（2）赋权。通过消除社会环境中的压迫和障碍，帮助服务对象获得资源链接，从而拥有权能去解决问题和恢复社会功能。

（3）成员资格。服务对象同所有人一样，是同一类成员，享有与成员身份随之而来的自尊、尊重和责任，成员资格是一种身份、一种权利、一

---

① 童敏. 从问题视角到问题解决视角——社会工作优势视角再审视［J］. 厦门大学学报（哲学社会科学版），2013（6）.

种参与的机会和责任。

（4）搁置怀疑。在权威意识的影响下，社会工作者总会不自觉地将理论、价值观强加给服务对象，以特定的诊断语言或疑问的方式进行评估，怀疑服务对象的诉说和判断。搁置怀疑就是要求社会工作者将这些怀疑搁置，真正地信任服务对象①。

（二）实践原则

精神障碍患者由于其身份的特殊性、面临问题的复杂性，极易被贴上"麻烦""负担"的标签，精神卫生社会工作者要保持敏感性，相信每个人身上都有优势，与患者一起去挖掘并发展自身优点，帮助他们获得支持，从而使问题得以解决。

优势视角理论的实践原则包括：

（1）相信每个个体、群体、家庭、组织、社区都有其自身的优势。

（2）具有伤害性的过往经历也可能是挑战和机遇。

（3）相信服务对象所在的环境充满资源。

（4）社会工作者要与服务对象建立平等合作关系。

第四节　精神卫生社会工作价值观

精神卫生社会工作价值观应该同时包括社会工作、精神卫生领域的价值理念。

（一）社会工作价值观

1. 社会工作基本价值观

价值观指的是一套信念体系，根据这个体系，我们会确定自己所期望的世界是怎样的，人类行为模式是怎样的，并根据这个信念体系来决定自

---

① 全国社会工作者职业水平考试教材编写组. 社会工作综合能力（中级）[M]. 北京：中国社会出版社，2018：110.

己的行为举止。因此，在社会工作实务中，很难保持价值中立，社会工作者在实践过程中，应该按照特定的价值体系来指导自己的实践。

在国际社会工作者协会给出的有关社会工作的定义中，明确指出了社会工作价值观的基本内容："社会工作产生于人文主义和民主的理想，社会工作价值观的基础建立在尊重人人平等、尊重人的尊严和尊重人的价值基础之上。维护人权和社会公正成为社会工作实践的主要奋斗目标和推动力，通过与困难群体团结一致，社会工作者致力于消除贫困，解除对困难群体的压迫，实现社会融合。"

社会工作的基本价值观包括：

（1）人人平等的原则。

（2）尊重人的尊严和价值，接纳个体的价值、尊严和特点。

（3）以人为本和个人自我决定的原则。

（4）维护人权和社会公正的原则。

（5）赋权的原则。

（6）发展的原则。

社会工作者应该尊重每一个服务对象，因为每个人都有其价值和尊严。社会工作对于人的三个基本假设，作为精神卫生社会工作者来说，要内化和重视：第一是对人的尊重；第二是相信人有独特的个性；第三是坚信人有自我改变、成长和不断进步的能力。

2. 医务社会工作价值理念

（1）重视专业服务价值，人的尊严、需求、权利和人文主义能充分得以体现。

（2）追求公平、团结、构建和谐社会等目标。

（3）强调普及性的健康照顾服务。

（4）在健康照顾服务领域中承担主要的社会福利责任，强调健康是公民的基本权利和福利。

精神卫生社会工作服务常发生在相关医疗机构内，所以，精神卫生社会工作从业人员应该从我国的实际情况出发，理解和内化我国医务社会工作服务的基本原则。

（二）精神卫生社会工作的理念

精神卫生社会工作价值观是服务工作的核心理念，社会工作者在内化学习社会工作价值理念的基础之上，要思考精神卫生的特殊性及需要考虑的注意事项。

精神卫生社会工作的理念除了包含社会工作的理念之外，更应该包括精神卫生的理念。安东尼、科恩和法卡斯总结的精神卫生理念如下：

（1）提高精神障碍患者的信心和能力。

（2）提高精神障碍患者适应社区的能力，并满足他们在社区的基本需要。

（3）采用不同的手段、方法、技术帮助精神障碍患者。

（4）提高精神障碍患者的职业及工作复原能力。

（5）在精神康复过程中给予精神障碍患者复原和生命的希望。

（6）培育精神障碍患者在社区中的自立生活能力，且能重返社区。

（7）让精神障碍患者在康复过程中积极参与。

（8）为精神障碍患者提供社区的支援和支持。

（9）精神障碍患者往往需要药物的治疗，但单是药物并不足够，更需要其他不同类型的治疗、康复和支持[①]。

精神卫生的理念应该是通过消除精神障碍患者的生理、心理、社会和环境的阻碍，来提高他们的内在潜能和能力，并逐步回归社会。社会工作者应该利用专业的服务方法、政策和支持，使精神障碍患者享受到和社会人一样的待遇，这包括文化上不受歧视、资源上公平对待等。叶锦成教授在《精神医疗社会工作》一书中指出：精神卫生社会工作尤其强调自我决定能力、福利、公平以及资源分配的正义。

于玲、程嘉在一定的实务基础之上总结了我国本土精神卫生实务的核心价值理念，主要内容如下：

---

① 叶锦成. 精神医疗社会工作 ［M］. 台北：心理出版社股份有限公司，2014：17.

（1）每个人都是有能力与潜能的，精神障碍患者也不例外。精神障碍患者在很大程度上也是有正常感觉、正常需要的人，因此，精神卫生社会工作者在服务中应将他们视为有能力、潜能和需要的人，帮助他们寻找、培养和发挥自身的能力和潜能。

（2）精神障碍患者应尽可能地生活在社区。无论患者罹患哪一类型的精神障碍，不应只被隔离在医院，最重要的目标和结果是为了使他们能够重返社会，过上正常人的生活。在社区中生活，也应该将他们视为社区中正常的一员，而不能因其患病而被歧视、隔离和排斥。即使在病情波动需要住院治疗时，也应尽量在医院中保持人道的治疗环境，让患者在正常的情境中慢慢恢复。

（3）人在情境中，治疗与康复既要考虑个人层面，也要考虑社会层面。人之所以患病，除了遗传、生理等因素，还有社会心理因素。这些社会心理因素，是多年的社会情境塑造出来的。在治疗和康复上，除了要改善个人的生理和心理方面，也要针对个人与社会关系、社会环境进行改变，这样才能全面地帮助患者，使其重新过上正常的生活。

（4）精神障碍患者是一个完整的个体。无论患者的病情有多严重，他都是一个完整的个体，是一个既有长处又有短处，既有现状又有背景，既有问题也有需要，既有病态又有期望的整体，这些不同的部分是互相作用和互相影响的。精神卫生社会工作者不能只看到患者的某一部分，而忽略其他部分和不同部分间的相互作用。

（5）精神障碍患者有其过去、现在与未来。患者现在有处境、问题、感受和需要，这些是由过去的经历、背景、问题和需要等发展而来的，未来他们会成长，会遭遇一些新情况，有新的需求和问题。精神卫生社会工作者在服务中应使用发展的眼光看待患者的过去、现状与未来，注重其相互作用和完整性①。

---

① 于玲，程嘉.社工在多学科团队中的角色与定位［J］.医院管理论坛，2017（8）：26.

（三）实务中的价值两难讨论

1. 保密的相对性

保密既是价值也是伦理准则，未经服务对象同意不得泄露其身份和特定信息，确保个案记录的安全。这是社会工作者最基本的要求，也是精神卫生社会工作者的重要工作守则。

在精神卫生实务过程中，保密可以使精神障碍患者免遭文化和社区歧视。尽管精神卫生社会工作者视精神障碍患者的主动求助为一种优势，但我国文化上对精神障碍患者的接纳还比较有限，对精神障碍患者抱有恐惧和歧视的态度，甚至将精神障碍患者等同于有"潜在暴力倾向"，这使得精神障碍患者在回归家庭和社区的过程中出现了较大的困难。保密是治疗关系的一个核心特征，正因为有保密的原则理念，精神障碍患者才能在分享情感时感觉到安全。承诺保密，表明精神卫生社会工作者愿意保护服务对象的权益。因此，保密有利于提高治疗的效果和质量。

然而，保密并非是绝对的。除非迫于专业理由，否则精神卫生社会工作者必须对专业服务过程中所获得的所有信息加以保密。精神卫生社会工作者在以下情形可以放弃保密原则：

（1）当事人的生命处在危险边缘时。

（2）当事人问题涉及刑事案件时。

（3）当事人未满16周岁又是受害者时。

（4）当事人有犯罪意向，或工作人员评估会危及自身或社会时。

（5）当事人心理失常时。

（6）当事人有自杀倾向时等。

以上情形虽然规定于社会工作与服务对象之间，但同样适用于精神卫生社会工作领域。当精神卫生社会工作者需要录音录像时，必须得到精神障碍患者及其家属的书面同意，所有资料只用于教学和科研，并不会在其他场合公开。

2. 技术的运用和滥用

精神卫生社会工作在实务的过程中，应该有较好的自我洞察力和反思性，应该量力而行，明白自己的专业优势和劣势、自己的优点和缺点。在面对精神障碍患者时，清楚自己的能力和专业特点，不盲目使用不合适或不擅长的技术。在不能面对和解决服务对象的问题时，应该考虑转介。

3. 服务对象自决引发的伦理困境

服务对象的自我决定权被视为服务对象必要的基本权利，因为它直接反映作为人的尊严与价值的本质。同时，它是每个人在民主社会中的基本权利，是一种直接的社会服务方法有效性的必备要素。但是，在社会工作介入精神卫生的实务操作中，由于疾病的特殊性，常常出现服务对象无法控制自己的情况，这使得服务对象自决难以进行，很难自我决定。即使他们作出了决定，有时也无法承担后果。

（四）构建本土社会工作伦理体系

西方的社会工作伦理守则并不完全适用于中国的社会工作实务，社会工作者学习的是西方社会工作的价值观，而他生活成长于东方社会，如果要遵循西方的价值观提供社会工作服务，难免有"强人所难"的意味在里面，冲突似乎是不可避免的。因此，构建本土社会工作伦理体系极为迫切。

1. 加强精神卫生社会工作伦理教育

精神卫生社会工作者在实务中遭遇伦理困境，其产生的原因固然复杂，但与专业教育中伦理教育的缺失或边缘化有很大的关系，在专业教育过程中，社会工作伦理教学应当引起重视。由于精神卫生社会工作的服务对象比较特殊，有关精神卫生服务的伦理问题也相对复杂，在精神卫生社会工作伦理教育中，要把与之相关的医学伦理、生命伦理以及它们与社会工作伦理的关系讲清楚，把社会工作者在精神卫生服务中的角色、卫生服务机构的设置及其功能、不同类型患者的特点及其心理社会问题等与伦理相关的知识解释透彻，让学习者认识到精神卫生社会工作专业伦理的特殊性、重要性。

2. 引进专业督导以促进伦理困境的解决

社会工作职业中，专业督导人员的配备是基本要求，专业督导是促进工作者成长的重要一环，有效应对实务中的伦理困境，专业督导也扮演着不可或缺的角色。因此，要重视专业督导在解决伦理困境上的指导作用。

3. 创新本土化的社会工作伦理理论

在精神卫生社会工作实务中，精神卫生社会工作者遇到的伦理困境大多是由于文化不适应而造成的。而精神卫生社会工作者根据本土文化的独特性，用本土的方法应对实务中的伦理困境，体现出了有效性和适应性。因此，实务社会工作者对一些解决伦理困境行之有效的方法应注重总结并加以提炼，逐渐形成可供参考借鉴的伦理抉择模式，尝试创新本土化的社会工作伦理理论来指导社会工作的实践，为社会工作者解决伦理困境提供理论支撑，而不是一味地照搬西方的伦理抉择模式①。

---

① 郭燊萍. 精神康复社会工作实务中的伦理困境与应对［D］. 昆明：云南大学，2015.

第三章　精神卫生社会工作行政

在社会工作专业方法中，除了个案社会工作、小组社会工作、社区社会工作三大直接方法外，社会工作行政也作为间接方法为服务对象提供服务，促进社会工作专业的发展。本章将重点介绍精神卫生社会工作机构设置和人员要求、精神卫生社会工作服务管理、风险管理、档案管理。

第一节　精神卫生社会工作机构设置及人员要求

一、精神卫生社会工作机构设置

民政部 2014 年发布的《精神卫生社会福利机构基本规范》（MZ/T 056—2014）中对社会工作机构设置及服务内容有以下基本规定。

（1）有社会工作服务组织机构，有相应的岗位职责。

（2）有个案工作制度、小组工作制度、团体工作制度、社会工作档案管理制度、社会工作督导制度、社会工作服务效果评估制度、志愿者招募和管理制度。

（3）社会工作人员应取得相应的职业资格证书。

（4）应针对患者开展社会适应能力训练、出院前评估、社会救助、政策咨询、社会支持、健康教育、疾病管理服务。

（5）应针对患者家属开展社会支持、政策咨询、健康教育服务。

除此之外，在办公场所及设施方面，应配置属于精神卫生社会工作者的独立办公室、个案访谈室、小组工作室等办公及活动场地，并在社会工作服务场所配备基本办公设施及开展个案、小组服务所必需的设备，如办公桌椅、电脑、电话、打印机、相机、录音笔、文件柜等。

二、精神卫生社会工作岗位设置与人员要求

(一) 岗位设置

1. 专职社会工作者岗位设置与人员配备

目前关于精神卫生社会工作者配备比例并无统一的标准，在大部分精神卫生专科医院或者综合医院的精神卫生科，达不到本书中所述的比例，有的医院精神卫生社会工作者人数为零。由于精神卫生社会工作者人才较为缺乏，因此书中提到的标准为建议标准，仅供参考。

封闭式病区每百张床位宜配备 1 名社会工作者。封闭病区内服务对象主要是处于病情稳定期的精神障碍患者，陪护家属较少甚至没有，开展专业服务主要针对住院患者。

开放式病区每百张床位宜配备 2 名社会工作者。开放病区内的服务对象除患者之外，还包括陪侍的家属，且涉及医护人员与家属的沟通、家属与家属之间的沟通等，接受服务的人数较多，工作内容也比封闭病房多，社会工作者岗位设置比例要高于封闭病房。

2. 兼职社会工作者岗位设置与人员配备

鉴于目前社会工作专业技术人员缺乏的状况，精神卫生机构在病区设置社会工作岗位时可采用专职社会工作者与兼职社会工作者相结合的方式。兼职社会工作者岗位设置根据病区的工作量确定，可由病区内医护人员兼任，经统一培训合格后上岗，配合专职社会工作者开展服务，一般一个病房配备 1 名兼职社会工作者即可。

3. 门 (急) 诊社会工作者岗位设置与人员配备

门 (急) 诊设置社会工作岗位数量由机构门 (急) 诊平均就诊量灵活确定。

（二）人员要求

1. 任职资质与要求

专职精神卫生社会工作者需要取得助理社会工作师或社会工作师的资格，并且熟练掌握社会工作理论和实务相关知识，最好有在相关医疗机构实习或工作的经历。目前在精神卫生社会工作领域，一般要求取得社会工作学士或硕士学位。

在初期专职人员较少时，可选拔兼职社会工作者提供服务，兼职精神卫生社会工作者可由精神卫生领域从事临床、护理、康复等工作的专业技术人员担任，且需经过一定课时的社会工作专业知识岗前培训，掌握基本的社会工作理论和常用的实务技巧，并通过医院或机构内部组织的社会工作业务知识考核。如果能取得助理社会工作师或者社会工作师资格更佳。

2. 知识与能力要求

（1）医学基础知识。学习基础性疾病、慢性病相关知识对精神卫生社会工作者开展临床服务有一定的帮助。同时，由于精神卫生社会工作者主要工作在精神卫生社会福利机构或者其他医疗机构，因此还需了解医院主要临床科室、行政职能部门和后勤保障系统的运行和职责，了解精神卫生多学科诊疗团队成员中的医生、护士、康复治疗师、心理治疗师等各自的职责范围以及擅长领域，在患者及家属有需要的时候做必要的合作与转介。

（2）精神病学专业知识。精神障碍的临床表现称为精神症状，症状学是精神卫生的基础，学习症状学是熟悉精神卫生的前提。精神卫生社会工作者需要了解和掌握精神病科常见疾病的基本常识，包括疾病的发生发展、临床症状、治疗原则和预后转归等。熟知六种重性精神障碍的症状以及基本诊疗过程、常见药物治疗引起的副作用，了解精神障碍患者攻击风险评估等内容。

（3）社会工作专业知识。社会工作学是社会工作者最重要的专业知识。掌握社会工作学科内的基础知识和实施技巧，能运用个案、小组和社区等专业方法对不同服务对象实施干预；能恰当运用社会资源对服务对象进行帮助；能独立策划、制订、实施不同的医务社会工作项目。此外，还必须通晓社会工作专业内的主要科目：社会学理论、社会调查研究方法、个案工作、小组工作、社区工作、社会心理学、变态心理学、临床心理学、青少年社会工作、老年社会工作、社会保险与社会福利、医务社会工作等。

（4）心理学基本知识。熟知发展心理学中个体各阶段发展特点、基本需求、常见问题等，了解主要心理流派的基本理念及适应证，会使用基本的心理沟通和咨询技巧，熟知心理因素、家庭环境对疾病产生的影响和罹患精神障碍引起的社会心理反应，并能对患者及家属的简单心理需求作出回应。

（5）法律法规知识。宏观层面如《中华人民共和国精神卫生法》《中华人民共和国慈善法》《社会救助暂行办法》等国家法律法规；中观层面如各地医保对不同类型精神障碍的住院时间与费用的结转要求和报销比例，各地残联、民政、慈善组织等对重型精神障碍及其他精神障碍、慢性疾病的救助政策；微观层面，随时掌握医院内外爱心人士对精神障碍患者的定向捐助或者心理援助等，根据患者的不同情况协助其申请相应的救助项目，有针对性地为患者及家属链接资源。

（6）其他知识。与精神障碍相关的文化人类学、社会学、营养学、康复医学等知识。

3. 专业能力要求

精神卫生社会工作者需要专业性较强的工作能力，需要能独立开展个案咨询和管理工作、策划和带领小组工作、组织实施社区工作等，需要团队合作能力、独立工作能力和人际关系处理能力。精神卫生社会工作者需要掌握和提升日常工作中普遍需要的技能，这些技能包括：会谈能力、危机评估能力、支持能力、转介能力、个案管理能力、协调能力和资源链接能力等。

（1）会谈能力。会谈是精神卫生社会工作专业服务的核心技术之一，通过精神卫生社会工作者与服务对象之间的沟通，评估服务对象的需求、身心状态、情绪反应等状况。会谈包括资料性会谈、评估性会谈、咨询性会谈和治疗性会谈,会谈的方式可采取个人会谈和家庭会谈等。

(2)支持能力。精神卫生社会工作者应重视患者的个体感受,通过倾听、照护、陪伴等给予患者及其家属身、心、灵全方位支持,并在此过程中,注重挖掘周边资源,促进患者及其家属的个人成长和潜力提升。

(3)危机评估与管理的能力。精神卫生社会工作者遇到危机事件时,要迅速判断危机事件的来源和危机程度,并选择运用恰当的危机干预方法,同时要对急诊患者、突发事件的受害者、危重疾病患者及其家属进行及时干预。

(4)咨询能力。咨询是一个发现问题、分析问题、解决问题并不断进行知识转移的过程。精神卫生社会工作者需要不断与患者和家属沟通交流,及时发现相关问题,并寻找可行性方案。

(5)个案管理能力。在个案管理中,精神卫生社会工作者与医护人员、康复师以及心理治疗师以团队形式为某一患者服务,并运用专业方法评估患者及其家庭的需要,在适当的时候安排、协调、监管、评估各种服务,以满足患者及家属合理需求。

(6)资源链接能力。精神卫生社会工作者提供各种可用社会资源的信息和获得渠道,并引导、帮助其最终获得所需资源的能力,使服务对象获得支持、能量、帮助和照护,激发和提升其个人潜能,达到自助目的。

4. 职业道德要求

精神卫生社会工作者应自觉遵循社会工作专业伦理,按照《社会工作者职业道德指引》要求,尊重服务对象,全心全意为其服务;信任支持同事,促进共同成长;践行专业使命,促进机构发展;提升专业能力,维护专业形象;勇担社会责任,增进社会福祉。

5. 继续教育要求

精神卫生社会工作者应按照《社会工作者继续教育办法》要求,接受继续教育,不断提高专业服务能力和职业素质,提高理论及实务水平和分析、解决实际问题的能力。

助理社会工作师在每 3 年登记有效期内接受社会工作专业继续教育的时间累计不得少于 72 小时。社会工作师、高级社会工作师在每 3 年登记有效期内接受社会工作专业继续教育的时间累计不得少于 90 小时。

关于精神卫生社会工作督导资质及要求等详细内容请参考本书第十一章。

第二节　精神卫生社会工作服务管理

社会工作的本质，归根结底是为服务对象提供能够支持服务对象改变的服务。社会工作的优质高效服务不仅可以确保服务与需求的高度一致性，也可以确保服务对象获得益处；低劣无效的社会工作服务不仅损耗社会工作从业人员的精力和时间，也会给服务对象造成负面的影响。因此，如何提供精准、高质、有效的专业服务，应是社会工作服务组织者、社会工作者以及社会工作督导人员等关注的核心问题。

基于服务质量的重要性，社会工作服务的提供方可以从三个方面对专业服务质量进行管理：一是建立服务质量管理体系，二是对服务质量进行过程控制，三是对服务进行成效评估。

一、精神卫生社会工作服务质量管理体系的建立

精神卫生社会工作的行政部门或主管科室应建立服务质量管理体系，制定社会工作服务质量方针和服务质量目标。

（一）精神卫生社会工作服务质量方针

精神卫生社会工作者在为精神障碍患者提供专业服务时，应坚持"健康第一、促进康复、增进福祉"的服务质量方针，服务的质量以保障服务对象健康、协助服务对象康复、增进服务对象福祉为导向。

（二）精神卫生社会工作服务质量目标

精神卫生社会工作的服务质量与精神医疗服务质量对于服务对象同等

重要，因此，精神卫生社会工作者应该有明确的服务质量目标。

二、精神卫生社会工作服务质量过程控制

（一）服务过程规范开展

精神卫生社会工作作为临床社会工作的一种，其服务过程应是类临床化的，从精神卫生社会工作者与服务对象的接触到结束专业服务，整个服务过程应严格按照经过行业认定的规范的精神卫生社会工作服务流程和质量手册而展开。

（二）服务质量适当控制

精神卫生社会工作者或者社会工作督导应识别、分析对服务质量有重要影响的关键过程，通过对服务质量和项目质量进行事前控制，提前消除可能存在的质量问题或者消除可能诱发服务质量问题的因素，同时确保服务推进的每一阶段和环节都处于质量边界内。

（三）服务情况有效记录

精神卫生社会工作服务记录是实务工作的文字再现，是对实务工作进行记载、总结、回顾、督导的有效方式，因此社会工作的服务情况应该得到及时、准确、系统的记录。

精神卫生社会工作者的服务记录应该力求做到结构化、类病历化，在书写服务记录时要以客观中立的态度，不掺杂个人情绪和无基础的主观推测，客观记录事实。服务记录的内容要有条理性和逻辑性，做到文字简洁、语句通顺，方便评估与总结。服务记录要有保密性，尊重服务对象的隐私权，对于服务对象的名字、住址等个人隐私信息应用一定的编码方式进行加工处理，编码的知晓和使用范围应限定在一定范围之内。

三、精神卫生社会工作服务成效评估

精神卫生社会工作服务成效评估工作，参考民政部颁布的《社会工作

服务项目绩效评估指南》（MZ/T 059—2014）执行，并根据精神卫生社会福利机构内的实际情况进行适当调整。

（一）精神卫生社会工作服务成效评估的目标

精神卫生社会工作服务成效评估，重点评估社会工作服务项目目标的实现程度、专业服务效果。

（二）精神卫生社会工作服务成效评估的原则

1. 客观性原则

以客观事实为依据，准确反映精神卫生社会工作服务中的投入、产出以及成效方面的实际情况。

2. 人本原则

质量管理强调服务供给要与服务对象的需求和服务对象的利益相符合。精神卫生社会工作服务的对象主要是精神障碍患者。因此，服务成效如何须由精神障碍患者作出评价，在精神障碍患者不具有评价能力的情况下可考虑由其主要照顾者代为评价。

3. 可操作性原则

精神卫生社会工作服务成效评估的评估方法须符合精神卫生社会工作的服务实际，采取定量与定性相结合，且便于操作。成效评估的指标须围绕满足精神障碍患者的需求、确保精神障碍患者的利益进行设计。

（三）精神卫生社会工作服务成效评估的评估主体

1. 评估的组织者

精神卫生社会福利机构内的社会工作服务评估的组织者一般为上级主管部门或者服务的购买方。

2. 评估的执行者

精神卫生社会工作服务评估的执行者一般为组织者直接组建的专业评估团队或受邀请的第三方专业评估机构组建的专业评估团队。

（四）精神卫生社会工作服务成效评估的评估内容

1. 目标实现程度

评估内容具体包括：服务目标达成情况；服务数量完成情况；服务对象改善情况；提供服务的精神卫生社会工作者专业成长情况等。

2. 满意度

评估服务对象、医护人员以及精神卫生社会工作者对社会工作服务过程与成效的满意度等。

3. 社会效益

评估精神卫生社会工作服务的影响力、可持续性、可推广性，以及有无案例报道和科研成果等。

（五）精神卫生社会工作服务成效评估的评估方法

1. 问卷法

依据总体目标和服务对象的实际情况，科学设计调查问卷；利用问卷调查收集服务对象满意率和服务成效等信息；问卷调查结束后，评估人员应对问卷回收情况、问卷填写完整性和内容真实性进行质量复核，剔除无效问卷。

2. 访谈法

与服务对象及开展服务的精神卫生社会工作者，就服务满意率、服务成效以及对服务的具体意见进行访谈；向精神卫生社会工作者了解服务的实际运作情况，包括体现社会工作专业价值观、理论和方法的情况等；与服务对象就服务开展情况的满意度进行访谈。

第三节　精神卫生社会工作风险管理

任何行业都存在一定的风险，或是过程风险，或是结果风险。精神卫生社会工作作为主要面向精神障碍患者服务的专业，在服务过程中或服务结束后均面临着不同类型的风险，因此做好风险管理对于完善服务供给体系、保证服务工作顺利开展至关重要。

一、精神卫生社会工作风险管理

（一）识别影响服务的风险

新入职的精神卫生社会工作者首先需要学会识别服务中的风险，通过自我辨别分析、询问医护人员、征询督导意见等方式确定何种风险可能会对精神卫生社会工作服务产生影响。

（二）控制服务中的风险

识别影响服务的风险是风险管理的第一步。对于无法避免的风险因素，精神卫生社会工作者应力求做到对其进行控制。控制精神卫生社会工作服务风险有效方法之一是制订切实可行的风险预案和应急方案，制订多个备选的方案，对精神卫生社会工作者所面临的风险做好充分的准备。同时，在具体服务开展过程中时刻注意可能引发风险的因素，在出现风险征兆时第一时间采用风险预案和应急方案。

（三）规避服务风险

识别和控制风险并非风险管理最有效的方式，最佳的风险管理应是规避风险的发生。在精神卫生社会工作实务中，精神卫生社会工作者在既定服务目标不变的情况下，改变具体服务方案的实施路径，如采用替代性的服务方式或服务活动内容，或重新选择确定服务实施的时间和场域，消除特定的风险因素。

二、精神卫生社会工作服务风险预案

（一）制订风险预案

实务工作中，精神卫生社会工作者应在制订服务计划时一并制订风险预案，对风险应急指挥体系内的人员职责、技术、设施设备、处置方法及指挥与协调等预先作出具体安排，保证在风险发生时有可作为处理依据的预案。

（二）风险预案演练

风险预案在制订完毕后，需要组织相关方对预案进行操作演练，模拟风险发生的真实场景和境况，对预案中的步骤、环节进行模拟练习，使得风险预案中涉及的相关人员、部门熟悉各自的职责和应对风险的流程，确保风险发生时能够有序、有效应对处理。

（三）风险预案更新

风险预案制订和演练工作的结束，并不意味着风险预案的工作即可结束。由于精神卫生社会工作的实务场域随着服务对象、医疗场域的变化而调整，因此对应的精神卫生社会工作服务的风险预案也应不断更新和完善。风险演练应定期开展，并根据演练结束实时优化风险预案中的内容和流程，实现风险预案与实务工作的同步向前。

三、精神卫生社会工作风险应急处置

风险管理工作既包括对风险的预防和管理控制，也包括风险发生后的应急处置。精神卫生社会工作者应根据实际服务中风险的类型及影响程度，采取相应的处置策略。

（一）紧急中止服务

对不可控制的风险应采取回避措施，避免不必要的风险。对于服务中出现的未预知到的紧急风险事件，可采取紧急中止服务的方式切断风险事件的延续，同时在中止服务时对接受服务的服务对象进行保护性安置。若风险事件来自服务对象本身，则精神卫生社会工作者紧急中止服务时应立即躲避，同时呼叫医护人员对服务对象采取保护措施。

（二）降低损害程度

对于无法回避的风险，设法降低风险造成损害的程度。在应对风险时，及时与服务各方沟通，获取支持、配合和理解，把风险带来的损失控制在最低的水平范围内。

（三）转移部分风险

在风险的应对处理途径中，也可采取把部分风险分散出去的方式来规避或减少风险的不良影响，比如为提供服务的精神卫生社会工作者购买意外保险等。

第四节　精神卫生社会工作档案管理

一、精神卫生社会工作中的信息化建设

精神卫生社会福利机构可尝试将精神卫生社会工作服务的相关信息纳入信息化系统建设或规划。运用信息技术，对精神障碍患者、志愿者及精神卫生社会工作服务过程中所产生的信息进行系统化的管理；建立精神卫生社会工作服务数据库，定期开展服务数据统计分析，并用于服务成效评价及社会工作研究与相关决策；做好精神卫生社会工作服务信息保密工作，保障精神障碍患者的隐私不被泄露、不受侵犯，维护精神障碍患者的合法权益。

二、精神卫生社会工作档案管理

精神卫生社会工作的行政部门应建立精神卫生社会工作个案管理制度：确定服务中的个案、小组、个案咨询等档案的归档范围，作出归档建档的要求；对精神卫生社会工作档案的移交、档案的储存、档案的保管、档案的借阅、档案的销毁等工作进行制度化规定。

精神卫生社会工作的行政部门应建立符合档案管理要求的档案管理室，并指定专人负责档案管理工作。

精神卫生社会工作的档案管理中，对社会工作服务过程的资料须及时补充完善并归档，主要包括：

（1）精神卫生社会工作服务对象的基本信息档案，包括精神障碍患者的基本信息、服务受理和预估记录等。

（2）精神卫生社会工作服务过程的记录，包括个案、小组、社区服务等相关服务记录。

（3）精神卫生社会工作服务质量监控记录，包括考核情况、服务质量目标完成情况和服务计划调整情况等。

（4）精神卫生社会工作服务转介和跟踪服务记录，包括服务转介情况及跟踪回访情况记录。

参考文献

1. 孟馥，王彤. 医务社会工作与医务志愿服务指南［M］. 上海：文汇出版社，2011：14－15.

2. 沈渔邨. 精神病学（第五版）［M］. 北京：人民卫生出版社，2009.

第四章　精神卫生社会工作实务通用过程

精神卫生社会工作实务的通用过程与社会工作的实务通用过程大致相同，主要包括接案、预估、计划、介入、评估和结案六个阶段，每个阶段的具体工作流程、任务、方式方法、内容、技巧及注意事项在一定程度上又区别于社会工作的实务通用过程，不同的阶段在某一个专业服务时间段内会存在一定的交叉。

第一节　接　案

在社会工作实务过程中，接案是第一步，是实务工作的起点，也是整个社会工作实务过程的基础。精神卫生领域的社会工作实务，服务对象以精神障碍患者为主（本章节内如无专门说明，服务对象一律为精神障碍患者），同时也涉及精神障碍患者家属或其主要照顾者等相关人。

一、接案阶段精神卫生社会工作者的主要任务

接案阶段，精神卫生社会工作者的主要任务一般包括确认服务对象的来源、了解服务对象的求助过程、了解服务对象的临床治疗护理情况、决定是否服务、建立专业关系等。

（一）确认服务对象的来源

通常情况下，精神卫生社会工作领域的服务对象来源一般有以下几种。

1. 精神卫生社会工作者主动发掘的服务对象

精神卫生社会工作者在医疗机构内的日常查房、会诊过程中，主动发

掘有需要的服务对象或者希望得到精神卫生社会工作者协助的服务对象。对于这些服务对象，精神卫生社会工作者的主要任务是使其了解社会工作的作用，引导服务对象初步了解和接受社会工作服务。

2. 相关人员转介的服务对象

精神卫生医疗机构内的专业技术人员（医师、护理人员、心理咨询或心理治疗人员、康复专业技术人员以及其他相关专业人员）、社区综合诊疗团队中的专业技术人员，以及各级卫生部门、民政部门发现的需要精神卫生社会工作者介入帮助解决问题的服务对象。对于这些服务对象，精神卫生社会工作者首先要做的是向服务对象解释什么是社会工作、社会工作与之前服务对象接受的专业治疗或服务的区别，消除服务对象的疑惑或不解。

3. 主动求助的服务对象

在精神卫生领域，个人、家庭、组织或团体向精神卫生社会工作者主动请求帮助的情况是存在的，这一类的服务对象一般对精神卫生社会工作有基本的了解，知晓精神卫生社会工作服务的内容，因此，精神卫生社会工作者面对此类型的服务对象，做好最基础的了解即可。

（二）了解服务对象寻求改变的过程

不同类型的服务对象，因为各自遇到的问题和实际需求并不相同，寻求改变的过程也是迥异的。无论是相关人员转介的服务对象还是主动求助的服务对象，遇到问题之后，许多服务对象都尝试通过自己或亲友的力量解决问题，在解决无果的情况下才会向精神卫生社会工作者等专业力量寻求帮助。例如，常年服药巩固精神障碍治疗效果的院外康复患者，在某个阶段不能按时服药，家人及亲友或其他主要照顾者无法帮助他们解决服药问题时，会尝试求助精神卫生社会工作者。

（三）了解服务对象的临床治疗护理情况决定是否提供服务

精神卫生社会工作者在了解了服务对象的来源和寻求改变的过程之后，综合考虑服务对象的症状、病情发展的过程以及可能的致病因素等，与其主管医师、护士一起讨论其临床治疗及护理中的主动性、康复进展等情况，并结合服务对象临床治疗和护理的情况，在征询主管医师意见的基础上决定是否提供精神卫生社会工作服务。

关于服务对象中的精神障碍患者家属或主要照顾者等相关人士的求助，精神卫生社会工作者可在对其主要情况作基本了解和判断的基础上，根据工作者所在部门（机构）的服务范围以及精神卫生社会工作者自身的专长决定是否提供服务。

（四）初步建立专业关系

在精神卫生领域，无论服务对象是精神障碍患者还是精神障碍患者家属或主要照顾者等相关人士，与其建立专业、良好、融洽的专业服务关系是做好精神卫生社会工作服务的基本前提。精神卫生社会工作者在对服务对象的基本情况做了初步判断并决定提供服务后，在日常的医疗机构内查房或社区精神卫生服务定期回访过程中，与服务对象、服务对象所在的系统以及服务对象问题相关的系统进行联系并建立初步的专业关系，引导服务对象初步熟悉并了解其在接受社会工作服务的过程中将要扮演的角色和可能要完成的任务，为精神卫生社会工作服务的介入行动做准备。

二、接案阶段的核心工作步骤

虽然面向精神障碍患者的精神卫生社会工作服务的核心工作步骤与社会工作其他实务领域存在微小的差异，但精神卫生社会工作服务中的接案亦是结构化、规范化的操作过程，一般包括资料准备、面谈、建立专业关系、初步预估（入院评估）、商定工作进程、签订服务协议。

（一）资料准备

1. 收集服务对象的个人基础资料

通过询问服务对象本人、服务对象家属或主要照顾者、翻阅服务对象档案等方式了解服务对象的年龄、性别、籍贯、受教育程度、家庭及婚姻情况、职业及收入情况等个人基础信息，从而对服务对象的主要经历、生活中的关键人物等资料做到基本掌握。

2. 收集服务对象的身体情况信息

通过查阅服务对象病历、与参与过诊治护理的医护人员（含康复专业技术人员、心理咨询或心理治疗人员）会谈、询问服务对象的主要照顾者等方式，了解服务对象的病史、当前身体机能状况（含生理水平、情绪处理能力、认知思维能力）。

3. 收集服务对象所处社会环境的信息

通过走访、实地观察等方式了解服务对象的人际关系（与亲友、同事的关系等）、学习工作生活背景（家庭内部结构关系、工作环境氛围等）、成长环境等，对服务对象的社会网络状况、资源系统情况、服务对象对所处环境的认知等信息作初步了解。

（二）面谈

1. 面对面的互动

在对服务对象的个人基础资料、身体情况、所处社会环境等信息有了初步了解后，精神卫生社会工作者须与服务对象以面对面的方式进行互动。

（1）通过开放式提问进一步确认服务对象的来源和动机、了解服务对象的需求和期望。

（2）通过主动介绍精神卫生社会工作者所在部门的职能和目标、精神卫生社会工作者的服务范围和专长等澄清精神卫生社会工作者在服务过程中的角色和义务。

（3）通过治疗性沟通、倾听等技巧，与服务对象讨论其在服务中的角色以及要承担的责任和义务。

2. 安排面谈时间地点

（1）在确定面谈的时间地点前应征询医护人员的意见，充分考虑临床治疗因素。

（2）确定面谈时间时，要避开服务对象参与临床治疗和康复的时间。

机构内与服务对象面谈一般安排在服务对象不参加临床治疗或康复的时间段，社区内与服务对象面谈时间根据服务对象或其主要照顾者的实际空闲时间确定。

（3）确定面谈地点时，机构内与服务对象的面谈地点一般安排在精神卫生社会工作者办公室、病区（病房）内的会谈室或医生办公室（面谈在医生办公室进行时要注意考虑服务对象对隐私的要求），社区内与服务对象的面谈地点可以安排在服务对象家中、社区服务中心等。

（4）精神卫生社会工作者要严格按照与服务对象约定的时间地点进行面谈，如若因工作安排、个人原因或其他意外因素不能准时参与面谈，要提前告知服务对象并适当作出调整。

（三）建立专业关系

精神卫生社会工作专业服务中，精神卫生社会工作者与服务对象建立良好的专业关系是基础且关键的环节，对社会工作专业服务能否顺利进行起着至关重要的作用。

1. 精神卫生社会工作者与服务对象沟通彼此的信息，交流彼此的想法和感受

在建立专业关系中，精神卫生社会工作者要以诚恳、真诚的态度，介绍精神卫生社会工作者所在部门或机构关于专业服务的信息，以及精神卫生社会工作者的职责和能力范围，接纳服务对象，认真倾听服务对象关于自身情况、问题及期望的表述。

2. 精神卫生社会工作者积极主动与服务对象协商彼此在服务中的角色

精神卫生社会工作者要积极主动地向服务对象表现出对服务对象的责任感、关注和了解，帮助服务对象表达其对自身在接受专业服务过程中的行为、角色等期待，与服务对象一起确定双方在服务过程中要承担的任务，对服务对象无法进行的角色要适当"补位"。

3. 精神卫生社会工作者与服务对象建立信任关系

与服务对象正式接触后，在服务对象不抵触的前提下，围绕服务对象

当前倾诉的直接困扰，鼓励服务对象探索原因，及时回应服务对象的陈述与疑问。

为了确保更准确地帮助服务对象解决问题，精神卫生社会工作者还要与和服务对象相关的系统，如家庭、学校、社区、单位等建立关系。

（四）初步预估

第一，在前期对服务对象的问题有简单了解后，精神卫生社会工作者要和服务对象一起确认其问题及期待，根据精神卫生社会工作者所在部门或机构的业务范围以及精神卫生社会工作者的知识技能，决定是否继续服务或进行转介。

第二，在预估服务对象问题的过程中，精神卫生社会工作者要尽量运用开放式提问、多角度引导，让服务对象尽可能完整、清楚地表述遇到的问题和自身的想法。

第三，精神卫生社会工作者与服务对象对问题和需求基本达成共识，标志着此阶段工作的基本完成。

（五）商定工作进程

在经过资料准备、面谈和初步预估等工作之后，精神卫生社会工作者与服务对象一起决定下一步的工作进程。

第一，服务对象的问题在精神卫生社会工作者所在部门或机构服务范围之内，可以提供服务，那么工作开始进入预估阶段。

第二，服务对象的问题不在精神卫生社会工作者所在部门或机构服务范围之内，无法继续为服务对象提供专业服务，那么精神卫生社会工作者在与服务对象沟通之后，决定结束服务或进行转介。

第三，服务对象的问题已经解决或服务对象不愿意继续接受服务，精神卫生社会工作者与服务对象沟通后确定结束服务。

（六）签订服务协议

精神卫生社会工作者与服务对象达成共识，确定双方建立服务关系，开始签订精神卫生社会工作服务协议。服务协议应以书面协议为主要形式，特殊情况或紧急情况下可先采用口头协议的形式，后续再补充书面协议。

1. 与服务对象签订服务协议

协议内容一般包括精神卫生社会工作者与服务对象双方达成的对问题的初步认识、社会工作服务内容、双方在服务中的角色、服务的时限等。

2. 与服务对象的相关系统签订协议

为了保证专业服务工作的正常开展，精神卫生社会工作者可与服务对象的相关系统，如家庭、学校、社区、单位等达成口头协议，必要时可采用书面协议的形式。

三、接案阶段的注意事项

精神卫生社会工作是略微区别于学校社会工作、企业社会工作等领域的实务领域，接案作为整个服务过程的初始阶段，许多因素及注意事项都是精神卫生社会工作者在这个阶段要考虑的。

（一）信息不足或错误影响精神卫生社会工作者的判断

服务对象因病耻感或家庭因素的原因，提供的信息不足，影响精神卫生社会工作者的初步预估，进而影响对服务对象问题的初步界定和认识。

精神卫生社会工作者在与服务对象建立专业关系时应主动强调保密性原则，必要时可签署保密协议，同时向其澄清提供详细情况的重要性。同时，由于精神障碍的临床特性，精神卫生社会工作者须具备基本的精神障碍常识，应能辨明服务对象所提供的信息是属于临床症状还是真实情况。

（二）保护服务对象的隐私

精神卫生社会工作者在接案过程中不以任何形式向无关人员披露服务对象的信息，在收集服务对象信息资料时要对可能暴露服务对象的部分信息进行适当处理，与服务对象面谈地点宜选择相对独立且不受无关人员打扰的空间。

（三）保持适当程度的敏感性

在精神障碍的致病因素中，除遗传因素外，服务对象定义的负面经验也容易导致服务对象出现精神障碍症状。实务工作时间较长的一线精神卫生社会工作者在经常面对服务对象的负面经验后，容易出现"服务对象的表述都是大同小异"的错误判断，影响到对服务对象问题和需求的准确预估以及服务目标和服务计划的制订。

接案阶段，精神卫生社会工作者应时刻保持足够的敏感，提醒自己：服务对象的表述在归类上可能相似，但是每个服务对象的问题和需求是因人而异的，在了解服务对象问题的独特性的基础上开展后续工作。

四、接案阶段的影响因素

现阶段精神卫生医疗发展水平、社会大众对精神障碍的认识、精神障碍患者或主要照顾者的病耻感标签等都是精神卫生社会工作者在精神卫生社会工作实务中需要考虑的因素。

（一）社会认知及社会文化因素

社会大众对精神障碍的看法会影响到接案最终成功与否。目前，社会大众对精神障碍固有的歧视或不当认知会影响服务对象对外寻求精神卫生社会工作者帮助的决心，有的服务对象自尊心强，又担心别人不会真心帮助自己，也可能不主动求助。

（二）与服务对象有关的临时事件

精神卫生社会工作服务中，社区内的服务对象搬迁、医疗机构中的服务对象结束住院治疗、服务对象的家属或主要照顾者拒绝接受帮助等，都会终止接案。

（三）社会工作者

如果精神卫生社会工作者不擅长某一领域的服务，或者其与服务对象不匹配，也需要将服务对象转介给医院内的其他精神卫生社会工作者。

第二节　预　估

精神卫生社会工作实务中，预估（入院评估）是非常重要且关键的工作步骤，起着承上启下的作用，连接"接案"和"计划"两个实务环节。精神卫生社会工作者在精神卫生医疗康复机构或社区面向精神障碍患者及其家属开展实务工作时，为了尽可能地帮助服务对象解决实际的问题和需求，需密切结合服务对象的临床资料，并与精神科医生、护理人员、康复治疗师、心理咨询师等一起，综合预估服务对象的问题与需要，对服务对象认为的"问题"和"需要"进行分析和界定。

一、预估阶段精神卫生社会工作者的基本任务

（一）识别服务对象的问题

在预估阶段，精神卫生社会工作者要通过各种方式了解并确定服务对象的问题，识别服务对象问题的原因、性质、发展程度、问题本身对服务对象的影响以及服务对象对问题的认识。

（二）了解服务对象的个人生活历程和行为性格特征

精神卫生社会工作预估实操中，要着重考虑服务对象成长经历、生活中的关键事件、服务对象本身的性格特点等对服务对象问题的影响和对服务对象改变动机的影响。

（三）描述服务对象所处的环境状况以及与环境的互动状况

确定服务对象的家庭、社区、单位、朋辈群体等情况，探究和识别环境中可以帮助服务对象解决问题的各种因素，描述并判断服务对象与各环境系统之间的互动关系。

（四）描述并鉴定服务对象系统的资源状况

预估服务对象参与解决问题的动机强度、服务对象学习的能力、服务

对象拥有的资源等情况。

二、精神卫生社会工作预估中的主要原则

（一）协作原则

在精神卫生社会工作实务中，精神卫生社会工作者不是独自工作，而是与医生、护士、康复治疗师、心理治疗师等专业技术人员合作，一起对服务对象的问题进行预估。

（二）全面原则

精神卫生社会工作者在制订服务计划时需要以预估的结果为依据。为了保证预估的完整性和准确性，精神卫生社会工作者在了解服务对象的信息时要通过各种途径掌握服务对象的所有相关资料，确保服务对象资料的完整性和全面性。

（三）个体化原则

实际工作中，很多情况下精神卫生社会工作者的实务活动是以服务对象的病情发展或个性化需求为中心进行的，而不同服务对象的问题或需求是迥异的，因此，精神卫生社会工作者在预估的时候要考虑个体的实际情况，这样制订的计划和介入方案才会更有针对性。

三、精神卫生社会工作预估的主要步骤

（一）收集服务对象的资料

精神卫生社会工作者得到的资料及从中提取到的信息决定了对服务对象的问题能否有正确的认识和判断。精神卫生社会工作者运用适当的方式方法和技巧，收集服务对象的生理、心理、精神、社会文化等多层面的资料。

1. 收集服务对象的个人资料

（1）基本资料。性别、年龄、兴趣爱好、饮食习惯等信息；经济状

况；主要生活经历及其中的重要人物和关键事件；家庭、单位、职业背景等信息。

（2）身体状况。生理健康状况，就诊经历；面对挫折处理情绪的能力、人际沟通能力、环境适应能力等；认知能力、抽象思考能力、自我决定的能力；日常生活能力（饮食、服药能力和卫生保持能力）等。

（3）主观经验及动机。服务对象认为问题是什么，持续多久，表现在哪些方面；问题原因是什么，造成的影响是什么；为解决问题所作的努力以及对问题解决的期望。

2. 收集服务对象的环境资料

（1）家庭信息。家庭成员数量及角色；家庭结构及成员间沟通交流情况；家庭经济、居住、健康情况；家庭关系情况等。

（2）社会环境信息。亲友邻里对服务对象的支持情况；服务对象在学校、单位等系统得到的支持情况等。

（二）分析、解释服务对象的资料

精神卫生社会工作者收集到的与服务对象有关的资料一般是原始的、未经分析加工的资料。若要对服务对象的问题有正确的认识和判断，就需要对服务对象的信息进行分类、整理、解释。

精神卫生社会工作实务操作中，精神卫生社会工作者可按照一定的逻辑顺序分析整理服务对象的资料：一般先整理分析服务对象个人资料中的基本资料和服务对象的环境资料，然后结合服务对象个人资料中的身体及精神状况，调阅服务对象的医疗信息资料，结合面谈时了解到的服务对象的相关陈述，全方位了解服务对象基本情况。

（三）确定服务对象的问题

精神卫生社会工作者根据对服务对象个人资料、环境资料的分析解释，找出并确定资料中与问题有关的因素，然后结合各影响因素以及服务对象自身的认识，确定服务对象的问题。

一是确定服务对象的问题是什么，产生问题的原因以及阻碍问题被解决的原因。

二是确认服务对象的问题的呈现方式、发展阶段（刚发生还未有太大的困扰、已经造成无法忍受的困扰）以及问题对服务对象的影响具体体现在哪些方面等。

三是确定服务对象解决问题的动机、时间、精力等状况。

（四）形成预估报告

预估要形成书面材料即预估报告，详尽记录预估中与服务对象、服务对象问题有关的资料，为制订干预（介入）计划提供依据。

1. 精神卫生社会工作预估报告的主要内容

（1）与问题有关的服务对象的背景资料（服务对象的生活/职业环境、成长中的重大事件、家庭环境、就诊历程等）。

（2）服务对象的问题（问题是什么、问题的呈现方式、问题产生的原因、阻碍问题被解决的原因、问题对服务对象的影响程度和具体体现等）以及精神卫生社会工作者对服务对象问题的认定。

（3）服务对象问题得到解决的可能性，解决问题可能带给服务对象的改变。

2. 精神卫生社会工作预估报告制作的注意事项

（1）服务对象资料呈现的事实与精神卫生社会工作者对服务对象资料的判断要分开列出。

（2）预估报告的文字应简洁明了、言简意赅。

四、精神卫生社会工作预估的常用方法

社会工作实务的预估方法有很多，诸如社会历史报告、家庭结构图、社会生态系统图、社会网络分析法等。本部分主要就精神卫生社会工作中常用的两种预估方法——生态系统图和家庭图谱在实务中的应用作简单介绍。

（一）生态系统图法

生态系统图法以生态系统理论为基础，通过对人类行为与社会环境相

互作用的考察，帮助精神卫生社会工作者认识、了解、判断各社会系统对个人成长发展的作用和影响。

生态系统图可以揭示服务对象与各社会系统之间的相互作用，呈现服务对象与外在环境系统的关系，解释系统之间的关系，帮助精神卫生社会工作者明确服务对象的问题与系统之间的关系、服务对象的需要以及服务对象可以使用的资源。

1. 适用生态系统图法的服务对象

因与环境（家庭环境、学校环境、职场环境等）中的某一要素或者与环境本身互动不畅而诱发精神障碍的患者。

2. 实务中的生态系统图绘制步骤

（1）标绘出服务对象的家庭系统（用封闭的方形或圆形表示），服务对象家庭系统中的成员按照在家庭中的角色（父母配偶兄弟姐妹）、性别分别用方形或圆形（一般用方形表示男性，圆形表示女性）。

（2）将服务对象在家庭系统中标注。

（3）在服务对象的家庭系统图周围标绘出与服务对象及其家庭相关的社会环境系统（用封闭的方形或圆形表示），此处标绘的社会环境系统不仅包括个体，还包括团体。

（4）用线条将服务对象与代表各个系统的方形或圆形连接。线条长代表关系近、线条短代表关系远；实线条代表关系紧密，虚线条代表关系疏远；弯曲的线条则表示关系有问题；线条两端的箭头代表关系的方向性。

（二）家庭图谱法

家庭图谱即家庭结构图，用结构图的方式呈现家庭中两代、三代家庭成员之间的关系。家庭图谱可以为精神卫生社会工作者提供有关服务对象在家庭中的位置、家庭模式、重要家庭事件、家庭成员间的互动情况、家庭对服务对象的影响等信息。

1. 适用家庭图谱法的服务对象

因家庭成员关系问题、家庭重要事件、家庭内部沟通互动不畅等原因导致出现精神障碍的患者。

2. 实务中的家庭图谱绘制与应用

家庭图谱的绘制都是从基本家谱图开始的。

（1）用基本符号画出服务对象的基本家庭结构。通常是先画服务对象及其父母或者子女两代人的家庭，接着是目前一起居住的家庭及其成员，然后再加入祖父母及父母的兄弟姐妹。

（2）画完家庭图谱的基本框架之后，在此基础上添加其他有关家庭的信息。家庭信息的收集是通过访谈的形式完成的。信息收集的内容和程度由精神卫生社会工作者根据使用家庭图谱的目的和目标确定。

（3）绘制关系线，即在家庭图谱上描绘家庭成员的关系。家庭成员关系的特征可以是家庭成员自己叙述的，也可以是精神卫生社会工作者自己观察的。关系线的绘制能够将"看不见的关系"呈现出来。

（4）结构拓展，在完成基本框架与关系图绘制后，精神卫生社会工作者可以与服务对象进行进一步的交流，讨论生活中对服务对象影响较为深刻的历史事件。这不但有助于家庭图谱结构的扩展，更有利于精神卫生社会工作者从服务对象表述中把握其对重大事件的认知，以及这些重大事件对服务对象的影响。

（5）了解服务对象对自己家庭结构的感觉。将家庭图谱交给服务对象，请服务对象谈谈对自己家庭图谱的感觉。一是帮助服务对象从局外人的视角来整体观察自己的家庭系统，二是核实家庭图谱绘制的准确度，必要时进行修改。

（6）精神卫生社会工作者分享对服务对象家庭结构的感受。绘制家庭图谱的最后部分，精神卫生社会工作者可分享对服务对象家庭结构的感受。一般有两种情况：一种是家庭结构较为混乱、家庭成员间关系疏离，精神卫生社会工作者可聚焦于帮助服务对象梳理好结构与关系，共同探讨与寻找可能改善的部分；另一种是家庭结构完整、家庭成员间关系无冲突，精神卫生社会工作者可聚焦于帮助服务对象重温形成这一模式的过程，认可家庭抵御风险的能力。

在绘制家庭图谱时，一定是服务对象与精神卫生社会工作者一起协作完成，保证家庭图谱呈现出的信息的完整性和准确性以及图谱功能的双向性。

第三节 计 划

计划是精神卫生社会工作者根据服务对象的需求以及前期的预估工作，通过编制计划，确定在一个时间段内有效利用人力、物力、财力等资源，协调安排好关于服务对象的服务内容、工作进度等事项，以最大限度地满足服务对象的需求、解决服务对象的问题。

一、精神卫生社会工作服务计划的构成

精神卫生社会工作服务中的计划可以简要地概括为五个方面，即3W2H，What（什么）——计划的目的与目标；Who（谁）——计划的相关方；When（何时）——实施计划的时间范围、时间进度；How（如何）——计划的实施方法和策略；How much（多少）——实施计划需要的物资。

（一）目的与目标

精神卫生社会工作服务计划中的"目的"一般指精神卫生社会工作者通过精神卫生社会工作服务要实现的、与服务对象相关的方向或者结果；服务计划中的"目标"指精神卫生社会工作者在与服务对象一起行动的整个过程中，要完成的指标或者在服务的每个阶段要实现的阶段性的工作成果。

（二）相关方

这里所指的精神卫生社会工作服务计划的相关方，主要包括服务计划要关注的服务对象的问题、服务对象关联的单元（例如个体、群体、家庭、社区等）、社会工作服务中的行动系统。

1. 服务对象关联的单元

（1）个体。服务对象个人或者服务对象家庭的某个成员、服务对象所在系统的某个成员（如同事、同学等）。

（2）群体。如果服务对象的问题是或者疑似是因为某个群体的影响而产生的，或者服务对象的诉求、问题的解决可能与某个群体相关时，那么这个群体就可以作为服务计划的相关方而被精神卫生社会工作者考虑。

（3）家庭。许多服务对象发病与家庭沟通不畅、父母教养方式不当等有很大关系，因此在实务中，家庭系统常被纳入服务计划内。

（4）社区。对于精神卫生社会工作中的服务对象而言，社区是一个很重要的场域，如果该场域难以提供足够友好的环境或氛围为服务对象提供支撑，服务对象则会产生一些问题。

2. 社会工作服务中的行动系统

所谓行动系统是指那些与精神卫生社会工作者一起努力、一起工作、实现改变目标的人，包括服务对象的家庭、社区、朋辈群体等。

（三）实施计划的时间范围和进度

在精神卫生社会工作服务计划的制订中，精神卫生社会工作者一定要考虑服务对象的临床治疗及康复时间安排，因此在制订服务计划的过程中，要与临床治疗密切配合，在不影响临床治疗和康复的前提下，安排合适的时间和进度。

（四）实施计划的方法和策略

服务计划中，需要列明精神卫生社会工作者采用的介入方法，比如个案辅导、个案管理、小组服务等。

制订服务计划时，社会工作的介入策略应该明确列出，包括精神卫生社会工作者的角色、任务以及要完成任务应用的介入技巧等。

（五）所需的物资

精神卫生社会工作者面向的服务对象可能会产生诸如人身攻击、破坏财物等行为，因此精神卫生社会工作者在制订计划时，需要将可能用到的物品资料详细列出，具有危险性的物品尽量选择替代品，或者危险物品由精神卫生社会工作者本人保管。

二、制订精神卫生社会工作服务计划的步骤和方法

（一）设定介入目的

社会工作在精神卫生服务中的介入，目的是要消除服务对象的困扰、解决服务对象的问题，满足服务对象合理的需求。比如，因为家庭成员关系、家庭沟通等因素引发精神障碍的服务对象，社会工作介入的目的就是要协助服务对象梳理和调整家庭成员间的关系，改善家庭内部沟通。

（二）制订介入目标

介入目标是在达到介入目的的过程中要完成的一些具体的任务、指标等。

1. 与服务对象一起确认其问题及需要

在制订计划的初始阶段，精神卫生社会工作者要以预估阶段的工作为基础，与服务对象确定双方共同认定的问题、确认服务对象对问题的认识、确认服务对象在问题基础上的需要。比如，精神卫生社会工作者可以通过以下语言表述来确认问题及需要，"经过前期我们的努力和工作，你认为对你造成影响的问题是……""你想要……，你确定解决这几个问题，做到……是接下来我们要做的吗？"

2. 设立目标并向服务对象解释设立目标的原因

确认服务对象的问题及需要之后，精神卫生社会工作者要向服务对象解释清楚为什么要确立工作目标。比如，可以采用这样的表述，"前面我们已经清楚了问题是什么，但是为了明确问题解决到哪一种程度，我们需要一起商量、制定一个目标。根据你的问题，你觉得你最先要做到的是什么，我们怎样一步一步行动才能达到这个目标？"

3. 与服务对象协商确定合适的目标

根据目标是否可行、目标的利弊、有没有实现的可能、是否具体等标准对初步设立的目标进行选择，排除过高或过低的目标，选择利多弊少的、具体的、能实现的目标。在这个过程中，要不断地、充分地问询服务对象的意见和看法，保证目标的选择确定是服务对象认可的。

4. 讨论目标的重要程度并确定目标完成的先后次序

在综合考量服务对象机体恢复状况的前提下，根据服务对象认为的目标重要程度、难易程度等确定目标的先后排序。

（三）制订社会工作介入计划

1. 选择介入系统

精神卫生社会工作实务中，介入系统主要包括个体、家庭、小组、群体、组织、社区。精神卫生社会工作者在实务操作中根据对服务对象问题与需求的预估，选择介入的系统。

2. 确定介入行动内容

精神卫生社会工作的常见介入行动内容主要有情绪疏导、家庭辅导、危机介入、政策咨询、社会救助、社会支持系统修复与重建、各类自助成长小组、家院互动支持小组、健康宣教等。

（四）订立社会工作服务协议

介入计划制订后，需要订立社会工作服务协议，明确精神卫生社会工作者与服务对象双方的责任、工作目标等。

1. 精神卫生社会工作服务协议内容

（1）社会工作介入计划的目的、目标、服务对象的角色与任务、精神卫生社会工作者的角色与任务。

（2）达成介入目标要采取的行动步骤、方法，以及测量评估社会工作服务结果的方法。

2. 精神卫生社会工作服务协议形式

实务中常用的服务协议的形式有书面协议和口头协议。精神卫生领域中，一般采用书面服务协议，在实务服务内容相对简单的情况下，也可采用口头协议的形式。

三、制订精神卫生社会工作服务计划的注意事项

（一）以服务对象为中心

制订精神卫生社会工作服务计划时，精神卫生社会工作者要以服务对象为中心，在尊重服务对象意愿、尊重服务对象系统期望的基础上，引导服务对象全程参与服务计划的制订，在此过程中做到使计划的目的、目标符合服务对象的期待、给予服务对象努力解决自己问题的机会。

（二）服务计划具体且详细

服务计划应该具体，方便精神卫生社会工作者按照计划的指引进行专业介入行动；服务计划宜详细而不赘述，尽量覆盖各个服务方面，能够在督导或评估时展示整个服务信息。

（三）服务计划易被测量和评估

为了准确呈现服务的效果，方便服务结束后的考核评估，服务计划应当是可测量的、易评估的。

第四节　介　入

介入，是指精神卫生社会工作者以社会工作专业知识、方法、技巧为基础，综合运用精神卫生基本知识，挖掘服务对象自身的潜力和潜能，链接服务对象周围的资源，执行社会工作服务计划，协助服务对象解决问题。

一、精神卫生社会工作介入原则

（一）以介入目标为中心

社会工作在精神卫生服务中的介入行动，应该紧紧围绕计划中的介入

目标，例如，针对药物依赖或药物成瘾的服务对象，精神卫生社会工作者的首要介入点应该是帮助服务对象减轻或消除对药物的依赖。

（二）与服务对象一起行动

社会工作服务最根本的是面向服务对象的服务，因此在社会工作介入实践中，介入行动首先要有服务对象参与，且要以服务对象为主要行动参与者。

（三）介入行动的个性化

精神卫生社会工作服务对象的问题因人而异，精神卫生社会工作者在介入时要根据服务对象问题的特殊性选择对应的介入行动。

（四）坚持服务对象自决

因为社会工作的介入行动需要服务对象的参与，且需要充分调动服务对象解决问题、实现目标的主动性、积极性，所以要遵循服务对象自决的原则，以服务对象的需求、利益为出发点，由服务对象决定是否采取行动。在实践中由于服务对象病情的特殊性，精神卫生社会工作者需再征询服务对象主要照顾者或监护人的意见。

二、精神卫生社会工作介入类型

（一）直接介入

实务工作中，精神卫生社会工作的直接介入主要是：向服务对象的主管医生了解病情，确认服务对象病情稳定、无明显精神病性症状，且无自伤自杀倾向和行为；调解服务对象与环境产生的冲突，对引起服务对象困扰的外部环境进行适当干预；促使服务对象学会运用现有的资源；与相关专业技术人员合作，协助服务对象实现积极转变。

在直接介入过程中，精神卫生社会工作者鼓励服务对象主动参与，充分考虑临床治疗的时效性，并根据服务对象病情发展适时调整介入策略。

（二）间接介入

实务工作中，精神卫生社会工作的间接介入主要是：发掘和运用服务对象家庭及朋辈群体的资源，改变服务对象的困境；协调和链接精神卫生服务资源与系统，使服务对象获得系统、科学、充足的临床服务；协助改善服务对象所处的环境，为服务对象的治疗与康复创造良好的氛围。

三、精神卫生社会工作介入内容

（一）院内适应与安抚

刚入院患者由于远离亲人和行为相对受限，极易产生情绪和行为上的困扰。精神卫生社会工作者可向其介绍医院及所在科室基本情况，讲解住院期间基本诊疗流程以及相关活动安排，使患者大致清楚各个时间段的具体安排，快速适应住院环境。

（二）情绪疏导

精神卫生社会工作者针对患者及家属住院期间产生的焦虑、孤独等各种负性情绪，通过个别会谈、家庭会谈或者小组的形式，有针对性地开展情绪疏导，协助患者及家属缓解情绪上的困扰，以相对积极的心态面对诊疗与康复。

（三）社会救助服务

精神卫生社会工作者可发挥资源链接的功能，协助服务对象了解相关救助政策，整合各项社会救助资源，使符合条件的服务对象能够及时得到救助。精神卫生社会工作者也可协助服务对象提升能力，对有劳动能力的通过培训增强其就业能力，无劳动能力的增强其生活能力和社会人际关系中共存的能力。

（四）政策咨询服务

精神卫生社会工作者可为服务对象提供医疗保险、社会救助、社会保障等法律法规的咨询，厘清处理保险、申请救助、寻求保障的程序，为服务对象提供特殊困难人群的救助政策咨询，协助准备申请资料，为服务对象提供相关的政策咨询与申请指导。

（五）家庭辅导

有的服务对象发病诱因可能与父母教养不当、亲子关系、夫妻关系、婆媳关系差等有关，精神卫生社会工作者可视情况开展相应主题的家庭辅导，协助家庭成员改善家庭关系，增强家庭功能，同时以宽容、理解的态度对待服务对象，使其有较为和谐的家庭康复环境。

（六）各类型小组及社交康乐活动

精神卫生社会工作者可视服务对象的具体情况，开展相应的减压小组、健康宣教小组、手工技能训练小组、园艺小组、合唱与舞蹈等各类型文艺小组，也可在节假日以及传统节日之际开展相应主题的社交康乐活动，丰富服务对象的住院生活。

（七）对服务对象照顾者的服务

服务对象照顾者常因服务对象的疾病而有不安、羞耻和无奈等心理，精神卫生社会工作者可联系医护人员以及心理咨询师，为服务对象的主要照顾者进行相应的家庭照顾与护理常识、心理健康教育等知识讲座，也可组织家属互助小组，分享照顾经验，给予彼此支持。

第五节　评　估

评估，是指精神卫生社会工作者运用专业的研究方法、技术手段，有组织、有计划地对社会工作介入服务的效果进行评价，评判精神卫生社会工作者在介入过程中是否合理运用了专业知识和技能、介入结果是否与预期目标相符。在精神卫生社会工作中，社会工作评估是系统的、持续的，也可以是结合服务对象的临床治疗进程而作出动态调整。

一、精神卫生社会工作评估的目的与作用

（一）管控社会工作介入的进程

许多情况下，精神卫生社会工作的介入行动是与临床治疗、心理治疗、康复治疗等其他专业技术介入一起进行的，为了最大限度地解决服务对象的问题、帮助服务对象康复与治疗，精神卫生社会工作者需要借助评估对专业行动的过程进行管理和监控，确保专业介入是按照计划、结合服务对象实际需要逐步推进的。

（二）检查社会工作介入目标的实现情况和服务对象问题改善情况

精神卫生社会工作在介入之前是有预估、有计划、有目标的，评估的目的之一就是查验实际介入行动是否以预估为前提、是否有效达成目标以及服务对象的问题解决程度和改变程度。

（三）巩固服务对象的改变成果

社会工作评估组织服务对象与精神卫生社会工作者一起检视、回顾专业服务的整个过程，通过回顾和检视帮助服务对象复习、重温在精神卫生社会工作者介入中学到的改变困境、提升能力、解决问题的方法、技巧和策略，增强其继续改变的决心与动力，巩固前期取得的改变成果。

（四）检验社会工作介入方法的有效性

社会工作评估的一个主要目的是确认社会工作的专业介入方法、介入工具、介入策略是否有效，同时在介入的过程中根据介入进度适当调整介入方法，确保介入服务的持续、稳定和效果。

（五）总结经验教训，提升服务能力，进行理论研究

社会工作实务与理论是相辅相成的，在相互借鉴与验证中向前发展。因此，社会工作通过评估，对实务中的资料进行总结整理，对有效的技术工具和经验模式汇集整合，归纳为系统的社会工作理论和方法，以指导实

务更深入地发展。

二、精神卫生社会工作评估的内容

（1）评估介入目标的制定是否恰当。

（2）评估介入行动是否能够达到介入目标。

（3）评估社会工作方法技巧运用是否合理。

（4）评估社会工作角色运用是否正确有效。

三、精神卫生社会工作评估的类型

（一）对干预过程的评估

精神卫生社会工作对干预过程的评估，也称过程评估，是对社会工作介入精神卫生服务的整个过程的评估，关注制定介入目标、专业介入过程、专业介入行动等工作中的具体步骤、程序如何作用于社会工作的介入效果。

精神卫生社会工作介入前期，依据工作记录资料、工作者表述、服务对象表述等资料，过程评估的内容主要包括精神卫生社会工作者对技巧方法的运用、精神卫生社会工作者的工作表现、服务对象的表现，在评估基础上决定是否需要及时调整介入策略和工作技巧；精神卫生社会工作介入末期，依据过程记录、对服务对象的观察记录等资料，评估的主要内容是服务对象改变的影响因素，在评估的基础上研究推动服务对象改变的动力或原因。

实务中，精神卫生社会工作对干预过程的评估，还包括评估介入过程的设计是否充分考虑服务对象的特性，以及介入行动的进度安排是否合理等。

（二）对干预结果的评估

精神卫生社会工作对干预结果的评估，也称结果评估，是在社会工作服务的最后阶段做的评估工作，评估内容主要是计划中制定的介入目标实现程度、介入的具体结果、介入结果对服务对象的影响。

精神卫生社会工作临床实务中，一般运用基线测量的方法从服务对象的生理、行为、社会功能恢复程度等方面进行评估，或者采用问卷调查、访谈服务对象的方式进行评估。

四、精神卫生社会工作评估的方法

精神卫生社会工作评估方法有质性和量化之分，常用的包括服务对象满意度评估、基线测量、目标实现程度测量等。精神卫生社会工作者结合医疗机构内的实际情况，选择实用、简便、易操作方法对社会工作介入服务效果进行评估。

（一）服务对象满意度评估

服务对象满意度也即"案主满意度"，包含认知和情感维度，通常用于描述针对社会、行为健康等方面的项目是否实用且有效，主要应用于健康和心理卫生领域。使用服务对象满意度作为成效评估的核心论点是：如果服务对象对一种服务项目感到满意，他们就会更愿意参与项目的活动中，也会更加坚持听取项目的指导建议，进而体验到项目的积极效益。

服务对象满意度评估主要是依靠量表进行的评估方法。常用的评估量表有：服务对象满意度问卷（CSQ）、服务满意度量表（SSS）和案主满意度调查（CSI）等。

（二）基线测量

基线测量评估法是精神卫生社会工作者在介入开始时对服务对象的状况进行测量，建立一个基线作为对介入效果进行衡量的标准，以评估介入前后的变化，并以此判断介入目标实现的程度。基线评估法的操作程序贯穿于整个社会工作实务过程中，主要由以下三步组成。

1. 建立基线

建立基线是基线测量评估法的基础和前提。它由三小部分组成：确定介入的目标；选择测量工具；对目标进行测量并记录。首先，区分服务对象问题的先后顺序，从中选出一个最需要解决的、可测量的具体问题作为目标；其次，选择测量工具，比如服务对象非理性想法或行为出现的次数；最后对出现的次数进行记录、建立基线数据。

2. 介入期测量

介入期测量是基线测量评估法的关键步骤。在这一过程中，要对服务对象实施介入并掌握、记录服务对象变化的数字信息，有了这些数据，就可以与基线期的数据进行对比。介入测量需要注意的两点：一是保持介入前后测量工具的一致性。二是保持介入前后测量目标的同一性。

3. 比较和分析

比较和分析是基线测量评估法的最后一步，也是最重要的一步。主要分两种：一是统计分析和比较；二是进行可视化分析和比较。两种方法可交叉使用，辨别基线期的数据和介入期数据的差别，从差别中找出服务对象变化表象背后的规律以及介入前后数据之间的关联性。

（三）目标实现程度测量

精神卫生社会工作者可与服务对象商定介入目标，并一一罗列出，同时用等级尺度将此类目标标出。介入结束后记录服务对象在所列目标方面的行为，对照等级尺度表，与介入前服务对象的行为表现对比，进而确定服务对象的改变情况。

精神卫生社会工作者也可按照服务对象的实际情况，依照重要程度制定符合服务对象的目标，采用等级程度测量服务对象目标的实现程度。

第六节　结　案

精神卫生社会工作实务中的结案，是指服务对象（精神障碍患者或照顾者）的问题已经解决，服务对象能够自主或在照顾者协助下应对在疾病发作、治疗和康复过程中的困境，社会工作介入目标确已达到，精神卫生社会工作者根据事先约定的协议与服务对象协商结束专业服务的行动和工作过程。

一、精神卫生社会工作结案的前提条件

（一）服务对象和精神卫生社会工作者一致认为已实现服务目标

服务对象和精神卫生社会工作者在评估后，双方一致认为服务对象的问题得到了解决、精神卫生社会工作者与服务对象一起设定的服务目标基本实现，服务对象认可精神卫生社会工作者按照专业服务协议提出的结案建议并有充分的心理准备，则精神卫生社会工作者可以按照规定进行结案。

（二）服务对象有能力独立面对和解决问题

虽然在预估和计划阶段制定的介入目标没有完全实现，但是服务对象经过精神卫生社会工作者前期的帮助与支持，有能力独自应对困境、解决问题，并且服务对象认为不再需要精神卫生社会工作者提供协助，这种情况下精神卫生社会工作者可以做结案工作。

（三）临床治疗先于社会工作服务结束，服务对象出院

服务对象结束了院舍内的临床治疗，被建议或者要求出院，精神卫生社会工作者在医疗机构内的社会工作专业服务无法继续，可以做结案处理或者转介处理。

（四）其他影响专业服务继续进行的情况

一是服务对象的要求或问题超出了精神卫生社会工作者所在部门或精神卫生社会工作者自身的能力范围，需要将服务对象进行转介，那么在这种情况下须结案。

二是精神卫生社会工作者的专业身份发生变化，如出现辞职或调整岗位的情况，无法继续为服务对象提供服务，精神卫生社会工作者可提前告知服务对象并做结案处理。

二、精神卫生社会工作结案的过程与步骤

（一）巩固服务对象已有改变

社会工作专业服务过程中，服务对象掌握应对困境、解决问题的经验和方法技巧，并能够应用到以后的生活工作中，是精神卫生社会工作者要完成的目标。因此，在结案阶段，精神卫生社会工作者要协助服务对象保持并巩固已有的进步和改变，增强服务对象的内在能力。

1. 回顾服务工作历程

精神卫生社会工作者与服务对象一起回顾整个专业服务历程，提前告知服务对象专业服务的结束时间，让服务对象有心理准备，处理好负面情绪。

2. 服务对象总结和反馈

精神卫生社会工作者可引导服务对象对其在接受服务过程中学到的经验知识作简单总结，并对服务设计和精神卫生社会工作者的表现进行反馈。

（二）总结专业服务

精神卫生社会工作者对介入服务的整个过程、目标的完成情况、服务的效果进行总结和评估，与服务对象分享总结评估的结果，做好结案总结记录。

（三）解除专业服务关系

在精神卫生场域内，精神卫生社会工作者与服务对象解除专业关系后，可能还会有一定的联系或接触。在专业关系已经解除后，若服务对象在医疗卫生机构内还有其他方面的需要，经服务对象要求，精神卫生社会工作者可以将其转介给其他相关的专业部门或人员；若结束专业服务关系后，服务对象出现其他需要社会工作介入的问题，经其他专业人员转介或服务对象求助，精神卫生社会工作者亦可重新按照程序开展新的介入

工作。

（四）完善结案材料

社会工作开展过程中，精神卫生社会工作者要做好过程记录，在前期过程记录的基础上做结案记录工作，完善结案材料。结案记录一般包括以下内容：服务对象来源和主要问题；精神卫生社会工作者介入情况简述；服务对象目标实现情况；结案理由及后续安排情况。

（五）必要时的跟进与回访

服务对象结束医疗机构内的临床治疗后，精神卫生社会工作者对部分服务对象及照顾者进行回访。

1. 回访的方式

精神卫生社会工作者可采取的回访方式主要有电话回访和入户回访。电话回访就是以与服务对象或照顾者打电话的方式询问服务对象的康复情况，电话回访的时间一般以服务对象出院后的30—40天为宜。入户回访即在获得服务对象或照顾者的允许后，精神卫生社会工作者协同医护人员到服务对象的生活住所去了解服务对象的康复情况。

通常情况下，精神卫生社会工作者会首先采用电话回访，如回访过程中发现服务对象康复情况一般，但无须再次住院治疗，经医疗机构同意后，精神卫生社会工作者可协同医护人员为服务对象提供入户回访与指导。

2. 回访的内容

（1）院外服药情况：服务对象是否能够主动、按时、按照医嘱的要求服药，是否存在拒绝服药、过量服药、服药不规律等情况。

（2）精神状态情况：服务对象的精神状态是否有明显改善，是否存在情绪状态不稳定，有异常行为与举动。

（3）人际交往情况：服务对象是否主动与周围人正常沟通交流、能否正常地待人接物。

（4）工作生活状态：服务对象是否能保证自己正常的生活起居、能否主动或在督促下工作。

三、精神卫生社会工作结案阶段的注意事项及处理措施

（一）服务对象的负面反应与处理

专业介入服务时间较长的社会工作实务中，服务对象会因为前期对精神卫生社会工作者的依赖、对后续问题处理的信心不足等原因产生依恋情绪或行为。

精神卫生社会工作者可采取的处理措施：

（1）结案前精神卫生社会工作者就服务对象情况作详细评估，并事先与服务对象和照顾者讨论，使其做好心理准备。

（2）与服务对象一起讨论他们对结案的准备情况。

（3）逐渐减少与服务对象的接触，提醒服务对象要学会自立，给服务对象以心理支持，告诉他们在有需要时精神卫生社会工作者将继续提供协助。

（4）预估可能会破坏改变成果的因素，继续提供一些服务，预防服务对象旧有问题的重复出现及新问题的产生。

（5）联系服务对象的主管医护人员或照顾者，提醒他们注意观察服务对象可能出现的不良行为。

（6）组织正式的结案活动以使服务对象明确意识到专业服务关系的终结。

（二）精神卫生社会工作者的自我保护与处理

由于精神障碍患者的病情、症状等因素的影响，在开展精神障碍患者的社会工作服务中，特别是在结案阶段，存在服务对象将专业关系中对精神卫生社会工作者的依赖等情感转移成对精神卫生社会工作者的人身攻击、语言暴力、威胁伤害、跟踪、毁坏物品、性骚扰、纠缠等风险。精神卫生社会工作者可采取以下处理措施。

（1）在结案准备阶段多注意观察服务对象的言语和想法，及早发现危险存在的征兆。

（2）当危险已经出现时，精神卫生社会工作者应第一时间向医疗机构管理部门及安保部门报告，请求介入处理。

（3）危险不可避免且已经发生的情况下，医疗机构内社会工作部门对当事精神卫生社会工作者进行危急介入保护并维护工作者的合法权益。

参考文献

1. 全国社会工作者职业水平考试教材编写组. 社会工作实务（中级）［M］. 北京：中国社会出版社，2017.

2. 刘芳，吴世友，Mark W. Fraser. 案主满意度评估：一种有效的社会工作实务评估方法［J］. 华东理工大学学报（社会科学版），2013（4）：28–35.

3. 李华伟. 基线评估法在社会工作实务过程中的应用［J］. 社会工作，2012（6）：59–61.

4. DB14/T 1329—2017，精神卫生社会福利机构社会工作服务规范［S］.

第五章　精神卫生个案社会工作

个案社会工作作为社会工作的三大直接方法之一，其形成时间最早、适用范围最广，在精神卫生领域亦是如此。本章将重点讲述精神卫生个案社会工作基本概念、常用模式以及个案社会工作各阶段工作要求及常见问题。

第一节　精神卫生个案社会工作基本概念

一、个案社会工作的一般定义

个案社会工作（social case work）是社会工作中最早产生的专业方法，也是最为重要的工作手法。学术界、实务界对于个案社会工作定义不一，综观各家之言，不难发现个案社会工作有共通的几点要素。

（一）个案社会工作的服务对象是正在遭受困扰的个体或家庭

遭受困扰是指服务对象自我感觉有了困扰或遭遇了困境，又无法自我解决。困扰是一个空泛的概念，它广泛地包括经济困难、情绪困扰、心理痛苦、社会适应问题、家庭成员沟通障碍等诸多方面。个案社会工作最重要的是服务对象有求助的动机和改变的意愿，并愿意付诸行动。若服务对象不配合，无论社会工作者多么努力地为其提供服务，也是徒劳无功。

在实务工作中常遇到转介而来的服务对象，他们最初不愿接受甚至排斥服务，大部分服务对象在经过合理的引导宣泄后，能够转变其态度和想法。只要个体或家庭有需要，且又在服务范围之内，均可成为个案社会工作的服务对象。

（二）个案社会工作往往是在调动资源

遭受困扰的个体或家庭往往对周边的资源视而不见，长期的困扰阻碍了其调动资源能力的发展，所以个案社会工作强调社会工作者发掘潜在资源、利用现有资源、链接相关资源、协助创造资源，尽可能地协助服务对象整合利用资源，以达到解除困扰的目标，习得或恢复利用资源的能力。其中资源的含义广泛，可包括个体及家庭内部的动能和优势、相关信息、专业人士、经济物质等一切有形、无形的可利用资源。

（三）个案社会工作的目标是为了提升服务对象的福祉

个案社会工作最终希望协助服务对象解决问题并习得解决问题的方法、提升其应对困扰的能力。前提是精神卫生社会工作者要对国家的法律法规、各项福利政策以及相关的规章制度均有充分的了解和掌握，在个案社会工作中才能够有效协助服务对象适时调整服务目标期待和认知偏差，并在合理的范围内提升福利水平。

（四）个案社会工作是个性化的服务

个案社会工作以尊重服务对象个性、独特性为专业价值理念，相信每个服务对象有着独一无二的个性特点、成长历史、家庭背景，不同的服务对象有着不同的优势潜能等待发掘，服务对象的差异使得个案社会工作必须提供个性化的服务，才能够真正帮助服务对象。

（五）个案社会工作常常是社会工作者个人风格与专业技术的结合体

服务对象是独一无二的，提供服务的社会工作者亦是，在个案社会工作中，鼓励和允许社会工作者有自己独特的个人风格，当然社会工作者应在遵从社会工作伦理要求、遵循社会工作基本程序和步骤的前提下，适当地发挥个人专长和个性特点，以更好地提供服务。

二、精神卫生个案社会工作的定义

精神卫生个案社会工作的定义是以社会工作专业价值观为指导，运用专业知识、方法和技巧，为有需要的个人、家庭提供个性化服务，协助其预防、舒缓和解决因精神障碍导致的心理社会问题，恢复和发展服务对象社会功能的职业活动。

针对该定义作三点拓展说明。

首先，个案社会工作的对象是有需要的受精神障碍困扰的个人、家庭。一方面是指服务对象的主要困扰是因精神障碍导致或引起的，与精神障碍有一定的联系；另一方面是服务对象能够察觉到自己的困扰并愿意主动求助。

实务工作中会发现由于精神障碍的易反复、慢性迁延的特点，服务对象长时间深受精神障碍的困扰，多数个人和家庭陷入习得性无助，他们已经不会去求助，也感知不到自己的需要，加上精神卫生社会工作服务在国内尚未广泛开展，服务对象对这一新兴服务几乎没有了解，所以在个案社会工作中，精神卫生社会工作者常常需要给予服务对象关怀、慰藉，进行社会工作服务的宣传介绍，帮助服务对象逐步认识、了解和接受社会工作。

其次，个案社会工作的目标是协助有需要的个人及家庭预防、舒缓和解决心理社会问题，恢复和发展社会功能。需要强调两点，一是精神卫生个案社会工作包含了预防、治疗和发展三个层面，是多层次的干预；二是绝大部分的服务对象因受精神障碍的困扰，导致其家庭功能、社会功能发挥受限，因此，个案社会工作的靶向是社会功能，协助服务对象恢复或发展受限的社会功能，使其社会功能得到最大限度的发挥。

最后，精神卫生个案社会工作的前提是以专业价值观为指导，运用专业的知识、方法和技巧进行的职业活动。由于不同的精神障碍病种、疾病进程、文化水平、年龄等因素均对服务对象的社会功能造成不同程度的影响，因此，面对深受精神障碍困扰的个人和家庭，精神卫生社会工作者应充分以尊重服务对象个性、独特性的价值观为指导来开展个案社会工作。社会大众对精神障碍群体存在不同程度的歧视和偏见，所以精神卫生社会工作者在个案社会工作中，要真正做到接纳精神障碍个人和家庭，这是最基本的要求，也是开展工作的前提之一。在严格以专业价值观为指导的同时，精神卫生社会工作者除掌握社会工作的基础知识外，还应持续学习基础医学、精神病学、精神药理学、心理学、精神康复等相关专业知识，才能掌握精神卫生个案社会工作服务的相关内容。

三、精神卫生个案社会工作的常见服务内容

精神卫生个案社会工作面对不同的服务阶段、不同服务对象以及多元化服务需求时，需要为同一服务对象提供多种综合性的服务才能满足其需求。精神卫生个案社会工作中常见服务内容主要包括基本服务、拓展服务、其他服务，本节列举的常见服务内容仅限于精神卫生社会福利机构，服务内容的设计与安排应根据当地实际情况进行适当调整和修改，做到因地制宜。

(一) 基本服务

1. 情绪疏导

情绪疏导是精神卫生个案社会工作中最为常见的服务类型，几乎每一个深耕在临床的精神卫生社会工作者每天都会提供情绪疏导服务。在服务对象初入院心情低落、不配合治疗时，精神卫生社会工作者要负责安抚慰藉；在服务对象对疾病恢复丧失自信、心灰意冷时，精神卫生社会工作者给予宽慰支持；在服务对象焦虑紧张、不知所措时，精神卫生社会工作者给予放松指导；在服务对象面对未来不知何去何从、失去方向、迷茫无助时，精神卫生社会工作者应耐心倾听，合理地注入希望等。

在临床中，几乎每一个精神障碍患者和家庭都承受着巨大的持久的情绪压力。被歧视、紧张、焦虑、抑郁、无奈、愤怒、不解、怨恨、迷茫、无助等负性情绪充斥在整个就医和康复的过程中，中医讲"不通则痛"，所以疏导情绪成为精神卫生个案社会工作最基础、最重要的一项工作，需要精神卫生社会工作者具备扎实的基本功，能够准确地同理、共情，做到有效地倾听、陪伴。

2. 家庭辅导

为服务对象提供增能、心理调适、家庭成员关系维护等服务。这里所说的家庭辅导并非指严格意义上的家庭治疗，而是指在治疗和康复过程中服务对象与其家庭成员之间，或家庭成员之间因疾病引发的一系列嫌隙和矛盾，对家庭动力的发挥以及家庭成员个人功能的发挥造成了不良影响，这时需要精神卫生社会工作者进行家庭辅导，协助服务对象调整心态、沟通有无，最终达成家庭共识。例如，在决定治疗方案时，家庭成员有分歧，导致精神障碍患者本人情绪低落，这时精神卫生社会工作者应适时组织家庭会谈，帮助家庭成员充分表达各自的想法和意见，最终协助家庭达成共识，并强化家庭成员对患者的积极支持。

3. 政策咨询

为服务对象提供医疗保险、社会救助与保障等法律法规信息，这也是临床工作中最基本的一项服务。不少初次就医就诊患者及家属对于医疗保险等政策不熟悉，导致其在办理相关手续时费时费力，也因为信息不对称，有的患者未能及时享受到政策的帮扶。精神障碍是慢性疾病，需要家庭长久的经济支出，所以有效地帮助服务对象利用现有政策法规，有利于减轻其经济负担和心理负担。

4. 社会救助

协助有需要的服务对象获得社会力量的捐赠和帮扶。除了常规的医疗保险、社会保障等救助资源之外，对于特别贫困的服务对象，如"三无"人员、流浪人员等，缺衣少食是常事，这需要精神卫生社会工作者链接爱心资源，协助其获得来自社会力量的捐赠与帮扶，以解燃眉之急。

（二）拓展服务

1. 缓和医患关系

精神卫生社会工作者协助搭建医患沟通桥梁，传递医学信息，帮助服务对象形成恰当的医疗期待，畅通医患交流。缓和医患关系是精神卫生社会工作的隐性功能之一，精神卫生社会工作者的柔性服务使服务对象在医疗过程中感受到关注和关爱，无形中也帮助缓和了医患关系。

2. 危机介入

精神卫生社会工作者为因正常生活受到意外危险事件破坏而产生身心混乱的服务对象提供保护、希望和鼓励、教育与指导等支持和协助，例如发生自残、意图自杀等事件时，精神卫生社会工作者应及时给予支持和保护，帮助服务对象渡过难关。

（三）其他服务

社会适应能力训练、疾病管理、出院前评估、资源链接、院外追踪等都可成为精神卫生个案社会工作的内容，只要服务对象有相关的需求，精神卫生社会工作者在机构和专业范围内应尽可能提供适切服务，但服务内容的设计和安排还需要综合考虑机构情况、人员资质、财力物力等条件。

第二节 精神卫生个案社会工作模式

个案社会工作的一般模式有：心理社会治疗模式、认知行为治疗模式、任务中心模式、理性情绪治疗模式、危机介入模式以及针对家庭的结构家庭治疗模式、萨提亚家庭治疗模式、叙事家庭治疗模式。这些常用的模式均可以在精神卫生领域得以应用。另外，亦有适用于精神卫生领域的焦点解决疗法、叙事治疗法以及整合模式。本节将对以上模式和疗法进行简要的理论回顾，并介绍其在精神卫生个案社会工作中的应用情况。

此外，由于精神障碍患者个体及家庭常常面临着复杂、系统性的问题，需多学科团队为其提供全人服务，因此在临床中常以多学科团队诊疗的形式提供服务，详细内容请参阅本书第九章内容。

一、心理社会治疗模式

（一）理论技术回顾

心理社会治疗模式结合了精神分析、自体心理学、学习理论、社会角色理论、社会互动理论、家庭理论、系统理论等，加以临床诊断进行综合诊断，强调个人受到生理、心理、社会三个方面因素的影响，强调"人在情境中"。

对服务对象问题的假设是与服务对象感知到过去的压力、现在的压力、问题处理过程中的压力有关；对人际沟通的假设是保证个人与个人进行有效沟通交流的基础，是形成个人健康人格的基础条件，其中家庭成员之间的沟通尤为重要；对人的价值的假设，该模式坚持认为，每个人都是有价值的，都有自己的优势，即使是暂时面临困扰的服务对象，也拥有自身尚待开发的潜能。

治疗技术包括直接治疗技巧（反应性和非反应性支持、直接影响、探索－描述－宣泄）以及间接治疗技巧（改善周围环境或者辅导第三者间接影响服务对象）。

心理社会治疗模式要求精神卫生社会工作者在个案社会工作中坚持七项原则：个别化、接纳、案主自决、不批判、表里一致、保密和有节制的情绪反应。

（二）心理社会治疗模式在精神卫生个案社会工作中的应用

心理社会治疗模式是生理－心理－社会医学模式下提出的新的治疗模式，要相信服务对象拥有优势与潜能，该模式要求进行多层次的综合服务，以协助服务对象改善与他人沟通以及提升应对压力的能力。这一模式几乎适用于临床工作中遇到的每一个服务对象，包括精神障碍患者及其家庭。服务对象除了面对来自疾病本身的挑战，还需要处理由疾病引发的经济、人际关系、学习或工作冲突等一系列压力，这时精神卫生社会工作者需要关注到服务对象的困扰是不是环境与个体互动的结果，使用系统、联系的思维帮助服务对象厘清问题，找出解决之道。

例如，一名 47 岁的母亲，她 23 岁的儿子患有精神分裂症 5 年，丈夫为筹措医疗费常年在外打工，收入微薄，母亲为给儿子看病吃药常常向亲戚朋友借钱，亲戚们都避而远之，母亲有更年期女性常见问题，经常烦闷、易怒、呼吸不畅、身体不明的疼痛。精神卫生社会工作者在帮助这名母亲时，需要同时关注到母亲所承受的经济压力、情感上的无援无助以及生理上的痛苦。

二、认知行为治疗模式

（一）理论技术回顾

认知行为模式把人的问题归结为认知、行为和情绪三者之间相互影响的结果，因此，针对服务对象的问题需要从认知、行为和情绪三个方面同时着手。认知行为模式是以经典条件理论、操作性条件理论、社会学习理论为三大理论基础。

该模式基本技术包括：个案概念化、合作式的治疗关系、苏格拉底式提问、结构化和心理教育、人格重塑等。行为训练包含有放松训练、系统脱敏、满灌疗法、厌恶疗法、模仿、果敢训练、代币管制等。

（二）认知行为治疗模式在精神卫生个案社会工作中的应用

认知行为模式在精神卫生个案社会工作中应用广泛。其中的放松训练、代币疗法等能够帮助精神障碍患者改变行为，建立良好的行为模式，不断树立自信心，以便更好地适应、回归家庭和社会。特别是衰退期精神障碍患者群体，常使用放松训练、模仿、代币管制的行为训练方法进行行为学习和重塑，以帮助患者改善阴性症状，延缓疾病衰退进程。

例如，一名 40 多岁的荣复退伍军人，患精神分裂症十余年，病前性格内向，不爱与人交往，病后愈发封闭自己，医生查房时常常问十句答一句，从不参加任何集体活动，生活能够自理，但大多是被动服从护理安排。精神卫生社会工作者进入病区服务后，采用代币管制的方法鼓励退伍军人患者参与康复活动，例如，一个月内参与活动 5 次，可换取所需生活用品一份（牙刷、毛巾等）；一年内参加 20 次的康乐活动，就可换得一次外出游玩机会等。经过 1 年多的时间，这名退伍军人终于有一天面带笑容主动与精神卫生社会工作者打招呼问好，并参与了自己感兴趣的康复活动。虽然只是一个微笑，但对于一名衰退期的患者能够有主动与人交涉的动作，是非常难能可贵的。

三、理性情绪治疗模式

（一）理论技术回顾

埃利斯认为，非理性信念恰恰是影响服务对象情绪的重要因素，也对服务对象的行为发挥着重要作用。非理性信念主要指对自我、他人或环境缺乏客观依据的苛求，一般具有以下三个特征，即要求的绝对化、过分的概括化和对事件后果进行糟糕透顶的估计，上述非理性信念可引发一系列的负性情感和消极行为。

检查技巧包括反映感受、角色扮演、冒险、识别等；辩论技巧包括辩论、理性功课、放弃自我评价、自我表露、示范、替代性选择、去灾难化、想象等。

（二）理性情绪治疗模式在精神卫生个案社会工作中的应用

理性情绪治疗模式应用于临床中，常常用于非理性信念的检查和辩论，以帮助服务对象形成理性信念。精神卫生个案社会工作中常见的非理性信念有灾难化、完美要求、过分概括等特点，精神卫生社会工作者要及时识别这些非理性信念，帮助服务对象意识到这些非理性信念，并与其进行辩论，逐步改善。

临床上会经常遇到过度焦虑的家长，以母亲居多，他们的孩子大多很年轻，家长担心疾病会影响孩子的升学、恋爱、工作等。他们会觉得是自己愧对孩子，认为自己做得不好，才让孩子罹患精神障碍，因此在日常生活中会拼命地补偿孩子，事事代劳，导致孩子自理能力低下，这并没有降低他们的焦虑，反而对于孩子无法实现自我照料更加担忧。精神卫生社会工作者与这种类型家长进行非理性信念检查时就会发现，家长对问题常进行绝对化概括，对后果预计糟糕绝望，精神卫生社会工作者通过理性情绪疗法协助他们了解并发现自己的自相矛盾之处和非理性信念，相信孩子，学会放手，以降低焦虑。

四、任务中心模式

（一）理论技术回顾

任务中心模式相信每个人都具有解决问题的能力，相信精神障碍患者即使在困境中仍然有能力找到有效的方式去应对问题，只是这种能力暂时性缺失。精神卫生社会工作者要通过这一模式帮助服务对象在有限时间内实现自己的准确目标。

任务中心模式在短期内对服务对象的问题采取有效的措施，帮助服务对象解决问题。高效的服务介入必须满足五个方面的基本要求：一是介入时间有限；二是介入目标清晰；三是介入服务简要；四是服务效果明显；五是介入过程精密。

（二）任务中心模式在精神卫生个案社会工作中的应用

任务中心模式在临床应用中比较广泛，它的短时效、精准清晰等特点在帮助服务对象的过程中优势明显。该模式在短时间内有明确的任务目标，量化的任务过程以及清晰的改变，因此在帮助改善服务对象的生活能力、自我照顾能力等方面应用较多。

例如，帮助一个想要独立生活的男性患者，精神卫生社会工作者与患者一同商讨制订独立生活计划，先从日常起居做起，包括学习叠被子、铺床、洗衣服、收拾病房、刷鞋等做起，做好每次记录和反思，精神卫生社会工作者给予适时指导并从旁鼓励支持，逐步提升患者的自理能力。

五、危机介入模式

（一）理论技术回顾

每个人都有可能遭遇到危机，精神障碍患者面对的疾病本身就是一个危机。危机包括成长危机、情景危机、存在性危机，危机的发展阶段包括发生、应对、解决、恢复。

危机介入的基本原则包括：及时处理、限定目标、输入希望、提供支持、恢复自尊、培养自主能力。

（二）危机介入模式在精神卫生个案社会工作中的应用

危机介入是精神卫生个案社会工作中必要的工作，尤其是对于发病期患者而言，自伤、自杀、伤人是常出现的精神障碍风险隐患，需要及时给予干预。当有危机事件发生，服务对象失去稳定的状态，精神卫生社会工作者提供保护、接纳、希望与鼓励、教育及指导等支持和协助。

六、家庭治疗模式

（一）理论技术回顾

该模式在精神卫生个案社会工作中常被用于开放式病房（有家属陪侍）的临床工作中以及门诊康复患者及家庭的干预。

家庭治疗模式的基本概念有：家庭系统、家庭结构（次系统、界限、角色、权力架构）、家谱图、家庭生命周期等。

家庭治疗模式中，不同流派有不同的技术，例如勾画结构、明晰界限、家庭重塑等。

（二）家庭治疗模式在精神卫生个案社会工作中的应用

家庭治疗模式常用于精神卫生个案社会工作的家庭辅导和家庭会谈中，精神卫生社会工作者可使用家庭治疗的技术开展访谈和干预工作。

例如，家谱图常常被用于评估家庭成员间的关系和互动程度以及家庭给予个体的支持。家庭生命周期强调在分析家庭互动时要考虑家庭发展的阶段，不同阶段面临的家庭挑战和任务不同，相应的处理应对方式也不同。家庭治疗模式帮助精神卫生社会工作者更好地认识了解家庭的发展阶段，评估家庭成员间的关系，同时帮助家庭成员展开对话、互通有无、建立信任和信心，共同为家庭改变作出努力，使家庭成为精神障碍患者治疗和康复的重要支持和助力。

例如，小 L 思维清晰，表达温婉，初次见面时不会察觉他是个精神障碍患者，然而医生表示小 L 有很多妄想、强迫、幻觉的典型精神障碍症状。小 L 对病情有自己的想法，他坚持认为是家庭影响了他，他有一个很强势的母亲，从小对他有非常高的期待，尤其是在学习上，所幸儿时小 L 很聪慧，学习成绩一直不错，母亲非常疼爱他。上大学之后小 L 离开家，没有了母亲的强势逼管，他发现自己没了目标，但感觉自由了，开始沉迷游戏，无心学习，最终在大学三年级退学回家，行为举止越来越不正常。小 L 今年 25 岁了，他想在康复后做点事情，为未来做点准备，可是他没有信心，因为母亲总是干预他，一点都不相信他，他很苦恼，他想走出母亲的控制，但他不知道自己能怎么做？

精神卫生社会工作者与小 L 母亲沟通发现，母亲一边希望孩子独立成才，另一边又不给他机会，帮他做好所有的事情。对孩子寄予厚望的家长和渴望自由成长的孩子，似乎是一对不可调和的矛盾体，这时精神卫生社会工作者需要使用家庭治疗模式的一些方法和技术帮助家庭成员厘清思路、和平对话，找到共识，一起商讨改变计划，并帮助他们实施。精神卫生社会工作者帮助小 L 与母亲开始对话，双方沟通后发现彼此想法一致，都希望小 L 回归正常的生活，并学习一技之长，未来能够养家糊口，有个幸福的生活，小 L 开始改变，学习做自己的事情，照顾自己的日常生活，而母亲开始学习减少干预和唠叨。经过一段时间小 L 的症状得到控制，与母亲的关系也缓和很多，变得充满自信，还与精神卫生社会工作者共同制订了详细的出院计划。

七、精神卫生个案社会工作其他模式介绍

（一）焦点解决疗法

1. 理论技术回顾

现代主义和实证主义的模式强调"问题"，服务对象被认为是有问题

的个体。然而随着后现代思潮的兴起，焦点解决疗法把治疗由注重解决问题转到注重解决办法上，这一方法是不需要为了解决问题而探寻成因的。它假设人们都是健康的，有能力的，能够建构自己的答案，提高自己的生活质量。

焦点解决疗法有其独特之处。首先，工作者不是高高在上的专家，而是与服务对象平等的合作与伙伴关系，精神卫生社会工作者与服务对象一起从此刻出发，不纠结过去，专注于改善现在，使其生活更美好。其次，从对服务对象最重要的事情开始工作，使服务对象的改变更有动力。最后，工作中的改变是细小可行容易完成的，能够让服务对象有成就感，愿意继续坚持。平等的关系、有改变的动力、能够坚持等对于服务对象而言极为重要。

2. 焦点解决疗法在精神卫生个案社会工作中的应用

短平快的焦点解决疗法，较适合在医疗机构中使用。服务对象常常在复杂的医疗过程中没有太多时间与精神卫生社会工作者一同去探讨问题的成因，而服务对象更关注如何解决问题。焦点解决疗法以其速度快、不纠结于原因、专注于问题的解决而被使用。精神卫生社会工作者也应注意要不断内化焦点解决治疗的核心信念，才能够最终掌握其精髓，在实务工作中应用自如。

焦点解决疗法常用的询问问题技巧有以下两点。

（1）询问例外情况。对那些看上去很难改变的目标，比如酒精依赖问题、精神障碍病程长、病情反复等问题，询问例外情况尤其有效。在这类问题的背景下服务对象可能会对改变或控制自身情况的能力感到绝望，但他们会惊奇地发现，生活中确实存在他们可以明显控制或延迟行为的小小例外，这可以提升他们自我掌控的意识，并由此提供了他们继续规划未来发展的能力。

（2）询问奇迹问题。在回答奇迹提问过程中，服务对象可能会经历愉快的情绪体验，这会增强他们对治疗的积极感受，同时相对于之前的状态而言，奇迹本身也是一个例外，可以使服务对象的创造性思维受到激发。

对于奇迹提问，服务对象开始会有些迷茫，不能马上就提出一些全新的目标和想法，这种情况在个案社会工作中很常见。

精神卫生社会工作者可以尝试用下面的方式进行奇迹问题的提问：

我现在要问你一个有点奇怪的问题。

假设，（停顿）

你今晚像往常一样上床睡觉，（停顿）

在你睡着的时候一个奇迹发生了，（停顿）

你今天到这儿来谈的所有的问题都解决了，（停顿）

但是因为你睡着了，你不知道问题已经解决了。（停顿）

奇迹已经发生，问题已经解决的最初迹象是什么呢？

3. 询问量化尺度问题

这种方法可以使精神卫生社会工作者协助服务对象在模糊的目标中找到不那么艰巨的、可以掌握的步调。刻度化本身没有现实意义，但在与精神卫生社会工作者协商的过程中，它提供了一种可以实时追踪进展的方法，同时也可以让服务对象与精神卫生社会工作者之间的交流顺畅、清晰。

案例：王某，女，56 岁，罹患精神分裂症 15 年，此次住院是因为未能坚持服药而导致复发，住院前已经退休，在家帮女儿照顾外孙。住院 3 周后药物治疗效果明显，精神症状得到控制，亦能在医生劝告下参与康复治疗。

精神卫生社会工作者在查房时与其进行了一次简短的对话。

社工：老王，最近感觉怎么样？

老王：（满脸笑容）感觉不错，应该很快就能出院了。

社工：嗯，那很好哦，是不是也着急回家了？

老王：是啊，家里还有外孙要照顾呢。

社工：外孙多大了啊？

老王：（喜悦）今年都2岁了，是个男孩。

社工：看得出来老王你真是喜爱你家外孙啊，满脸的笑容。

老王：是啊，他出生就一直是我带着，孩子很招人喜欢的。

社工：真好啊，老王，回家后有什么计划吗？

老王：希望稳定好病情，赶紧帮姑娘看孩子。

社工：嗯，先得稳定好病情，才能帮忙看外孙，是吗？

老王：是啊，要不像这次我住院家里没人帮忙看小孩，就挺忙乎的，所以我想早点回去。

社工：嗯嗯，所以要避免住院，对吗？

老王：是的啊，我得控制好这病。

社工：嗯，那老王，你觉得有什么办法能帮到自己？

老王：嗯（停顿），首先是听医生的。

社工：听医生的话，什么话呢？

老王：按时吃药，定时来医院复查。

社工：嗯，回家以后继续按时吃药，定时来医院复查，见医生，还有吗，怎么帮你控制好病？

再后来，社会工作者又陆续地与老王进行了几次谈话，帮助她梳理了出院计划，例如，就按时吃药，什么时间吃什么药，吃多少，是否可以自己减药或停药等问题进行细化讨论。

（二）叙事治疗模式

1. 理论技术回顾

叙事治疗也是在后现代主义思潮影响下的心理治疗模式，它最早兴起于家庭治疗领域，其创始人和代表人物是澳大利亚临床心理学家麦克·怀特（Michael White）和新西兰的大卫·艾普斯顿（David Epston）。他们于20世纪80年代提出了叙事治疗的相关理论与方法。叙事，简单地说就是当事人讲述自己的故事。每个故事都是一个叙事，对故事的叙述往往会反映出故事讲述者的主观理解。叙述故事不仅是表达个人的主观理解和生活意义，讲述者在叙述故事的同时也是重新概括其生活历程，建构其生活意义的一个过程。

叙事治疗模式的主要方法有以下四点。

（1）问题外化。把问题拟人化、拟物化，并把问题和人分开，让服务对象从新的空间和角度来看待问题，外化过程包含描绘事件的消极影响和自认为特别值得肯定的故事。

（2）发现独特效果。从服务对象描绘的事件中找出例外或矛盾，引导服务对象看到自身设定故事以外被遗漏、忽略的片段，从而为构建出新意义、发展新故事做好铺垫。

（3）故事叙说。当有新的故事片段、重要他人的角色出现和加入时，精神卫生社会工作者可协助服务对象重新编排和诠释故事，帮助其发现新的意义与方向，清楚地看到自己的生命过程。

（4）由薄到厚。服务对象的积极资产有时会被自己压缩成薄片，甚至视而不见。如果将薄片还原，意识层面加深自我觉察，这样由薄到厚，就能逐渐形成积极的自我观念。

2. 叙事治疗模式在精神卫生个案社会工作中的应用

叙事治疗模式在精神卫生领域常用于对老年精神障碍患者的临终关怀、无法走出亲人去世影响的患者进行哀伤辅导、提升疾病自我管理能力等个案社会工作中。每个人对"治疗""死亡"等事件的看法都不尽相同，因此，精神卫生社会工作者应运用叙事治疗模式的方法和技巧引导服务对象讲述故事，让服务对象发现过去事件对其所产生的意义，从而使服务对象以积极的态度来面对目前的困境。

服务对象在诉说自身生命故事的时候，往往会透露故事的主要信息而遗漏一些片段。比如，一名中年女性因无法走出母亲去世的伤痛而发病入院，整日以泪洗面，自述自己很痛苦，感觉母亲抛弃了她，想要追随母亲一同离去。但在家人的描述中，事情却与服务对象的描述有较大的出入，由于该服务对象一直与年迈的母亲生活并由母亲照顾，母亲去世后她无法独立生活，感觉生活没有了依赖，对未来感到迷茫和焦虑。因此，精神卫生社会工作者需要引导服务对象回顾、叙述过去与母亲发生的点点滴滴，同时也需要协助服务对象找出例外情况或与其情绪相矛盾的地方，使其更为客观地看待母亲离世和自己的情绪问题，与母亲建立起积极的联结，以便建立起对未来生活的信心。

（三）整合模式

实务工作的重点是协助服务对象解决或减轻困扰，治疗产生效果与精神卫生社会工作者的个人特质也有很大关系。精神卫生社会工作者在实际工作中要多学习、多积累，多总结自己的方法和办法。在精神卫生社会工作实务中，也提倡"拿来主义"，只要是有用的技术和方法，就去学，只要能帮助到服务对象的，就去用，在实践中找寻适合自己个人风格的整合模式。整合模式意味着精神卫生社会工作者不会只使用一种模式进行个案社会工作，而是根据服务对象的情况选择更加适合的模式进行组合后使用，以提供个性化的专业服务。

不论何种模式、何种治疗方法，做好个案社会工作最基本的仍然是练就扎实的基本功，同理、倾听、陪伴才是永远的秘密武器。

第三节 精神卫生个案社会工作
各阶段工作要求及常见问题

个案社会工作是以面对面、书信、电话、网络等方式为服务对象及其家庭提供个案和咨询服务。考虑到临床时效性，建议每个个案会谈次数一般不低于4节次，并做好记录。另外，大量临床工作中也有一次性的个案咨询服务，例如情绪疏导、政策咨询等，也称其为个案，是简单的咨询个案。

社会工作是一门重视实操的学科，初学者常常会发现已经读完了一本个案社会工作教材，但仍然不知道怎么样去开展一个个案，进入临床工作，实际工作与教材内容可能往往差距甚远。为了更好地与实务工作相结合，本节将个案社会工作阶段分为建立关系阶段、实质进展阶段、总结评估阶段以及后期追踪阶段，通用过程中的流程和步骤也基本涵盖在这四大阶段中，这样既能与实务工作紧密结合，也能配合已有知识，方便读者对理论和实践结合进行理解，有效地指导实务工作的开展。

一、建立关系阶段

建立关系阶段是个案社会工作的开始，亦是最重要的环节。该阶段基本上涵盖接案、预估、计划三个服务流程。本阶段的工作重点是将服务对象正式转化为个案社会工作案主的过程，这里的案主有可能是受精神障碍困扰的患者或者家属，也有可能是一个家庭。建立关系阶段考验的是精神卫生社会工作者的基本功，能否在服务初期给服务对象留下良好的印象，能否迅速与服务对象接触并建立信任关系，能否采用多种方法和手段主动宣传服务等，这些都至关重要。

(一) 工作要求

建立关系阶段要求精神卫生社会工作者采用综合方式多接触服务对象，主动宣传服务，快速且耐心地亲近，严格说来这个阶段并没有正式开展个案社会工作，只是为个案社会工作的开展做铺垫的阶段。通常来说，首次接触是在患者及家属刚刚入院之际，这时从未就医的患者及其家属显得比较慌张，局促不安，有很多现实的问题需要面对，精神卫生社会工作者适时主动地宣介能给患者及家属留下较为深刻的印象。

1. 服务对象是否有意愿接受服务

这考验的是精神卫生社会工作者在患者及家属面前展示的第一印象，这里的第一印象有两种形式：直接印象是精神卫生社会工作者个人所展现的亲和、关怀、专业、可信赖的形象，让患者及家属产生信任感；间接印象是精神卫生社会工作者在以往工作中积累的形象，例如其在医护人员和以往服务对象眼中的形象。间接印象是通过时间累积的，不能一蹴而就，当医护人员、以往服务对象感受到了精神卫生社会工作的正面效果时，医护人员会向有需要的服务对象介绍社工服务。医护人员向患者及家属介绍，精神卫生社会工作者在未接触患者及家属之前就已经建立了相对较好的专业形象，同样以往接受过社会工作服务的案主也会向新来的、熟悉的病友介绍社会工作，这种间接印象管理需要精神卫生社会工作者在日常工作中不断积累，切勿心急。

2. 将患者变为服务对象

这是正式开始个案服务的重要标志，也说明前期铺垫成功。当然，能够使服务对象变为案主并不只是精神卫生社会工作者努力的问题，有时也需要时机。

3. 期望管理

对于患者及家属，尤其是陪侍家属对临床治疗、精神卫生社会工作的服务效果等期待值进行管理。服务对象往往会把能够提供帮助的人当作救命稻草，以为能够有好的效果，对于治疗、服务的期望过高；或者由于反复发病，已经对治疗的效果失去信心，灰心丧气，不论期待过高或过低都将对治疗效果产生负面影响。所以，在建立关系阶段精神卫生社会工作者需要评估服务对象对服务的期待，并对其进行管理，避免发生服务对象改变不大，继发沮丧、失落等情绪，或发生期待过低，在后续服务中主动参与感差，改变动力小等情况。

4. 开始收集并完善服务对象资料

这一阶段基本完成服务对象个人资料及家庭资料等收集工作。在进行这一工作时，切记把握重点，循序渐进。精神卫生社会工作者起初会通过病历、咨询主管医生、主管护士获得服务对象的基础个人资料，接下来会逐步与服务对象进行接触，继续了解其成长历史、重要生活事件、家庭经济状况、家庭关系等。

5. 形成初步需求评估

这一阶段通过短暂接触以及资料收集，应对潜在服务对象的基本需求进行初步需求评估，评估内容包括需要重点解决的问题、预后情况、病情、服务对象的个人主观意向等。

（二）常见问题及处理策略

1. 与医护人员的密切合作

本阶段需要密切与医护人员协作，在新入院的患者及家属心目中，医护人员是其最信任的人，通过医护人员的转介，精神卫生社会工作者能够在第一时间接触到服务对象，并开始提供其所需要的服务。同时，医护人员也能为精神卫生社会工作者提供服务对象基本的病情、个人资料、家庭资料等信息。

2. 对服务对象迅速分类

精神卫生社会工作者应练就一番能力，能够迅速地对服务对象进行大致的分类。一般而言，服务对象基本可以分为以下三类：第一类是普通服务对象，提供普通服务，例如情绪疏导、政策咨询等，基本上所有服务对象均适用；第二类是已有明确需求的服务对象，这部分患者是个案社会工作的重点，需要尽快地进入实质服务阶段；第三类是持观望态度或者未察觉到明确需求的服务对象，采用多层面综合接触的方法，给予持续关注。

3. 多层面接触服务对象

精神卫生社会工作者常常有困惑，如何能够找到服务对象，如何把患者变成服务对象？有的精神卫生社会工作者为了完成服务指标、完成任务急于求成，带有很强的目的性去接触服务对象。这样的心态在不知不觉中会传递给服务对象，加上服务对象对环境还比较陌生，对精神卫生社会工作这一职业尚不熟悉，不愿意接受服务也是意料之中。这时需要采用多层面综合接触的方法：首先，放松心态，向服务对象展示真心想要提供帮助的态度；其次，长期积累，建立良好的间接印象，使医护人员和以往接受过服务的对象主动介绍精神卫生社会工作者；最后，在日常工作中利用查房、阅读病历、组织小组活动、餐前餐后等时机多了解、多接触服务对象，尽早认识服务对象，主动宣传社会服务，尽可能抓住机会主动发掘案主。

4. 注意资料的真实性

由于精神障碍的特殊性，精神卫生社会工作者在与患者沟通时，有的患者可能受精神病性症状如幻觉、妄想等控制，提供的资料可能并不真实，这就需要精神卫生社会工作者有良好的辨别能力。除了和主管医师沟通之外，精神卫生社会工作者也应意识到，症状也是可利用的资源之一，而且有些症状并不完全与现实脱离，具有一定现实意义。

5. 适时开始干预服务

精神卫生社会工作者在这个阶段应根据前面整理分类后患者的情况给予相应的服务。常规性的情绪疏导、政策咨询等服务已经在这个阶段开始了，但比较复杂的个案在此阶段的重点仍然是建立专业关系。

6. 确定服务对象是个人还是家庭

只要是有需要的受到精神障碍困扰的个人和家庭都能够成为服务对象。精神卫生社会工作者在开始服务时，服务对象可能是个人，后来发现家属也需要接受社会工作服务，而有的时候一开始精神卫生社会工作者就是与整个家庭一同工作。此阶段精神卫生社会工作者要对潜在的服务对象形成初步判断，确定服务对象是患者个体家属，还是整个家庭成员。

二、实质进展阶段

经过前期的准备和铺垫，精神卫生社会工作者开始对服务对象提供相应的服务。在这个阶段，精神卫生社会工作者会与服务对象一同制定工作目标，选择合适的介入方法，并制订工作计划，签订服务契约，实施工作计划。这是一系列的动态的过程，如果在实践中发现目标需要调整，那就及时修正目标并继续实践。精神卫生社会工作者在此阶段应特别注意调动服务对象的主观能动性，使其积极参与到改变过程中，另外也要注重调动服务对象周边资源并使其学习调动资源和利用资源的能力。

（一）工作要求

实质进展阶段要求精神卫生社会工作者与服务对象一同制定目标、选择合适的介入方法、制订工作计划、签订服务契约、实施计划。

(二) 常见问题及处理策略

1. 干预设置灵活掌握

介入时间不固定，需要精神卫生社会工作者灵活掌握。在实际操作中，个案社会工作服务的设置很难进行非常严格的设定，例如一周一次会谈，基本不可能实现，考虑服务对象住院时间的因素，临床工作中常常两三天就会有一次会谈。一般说来服务对象住院治疗后，只要精神症状得到控制且有服务的需求，精神卫生社会工作者就可以开始提供相应的服务。

2. 个案场所弹性选择

一般而言，个案社会工作应该有一个相对封闭的环境、私密的空间。然而在实际情况中，临床科室的空间可能只有病房，病区的床位紧张，或许无法提供单独的房间进行会谈，这时需要精神卫生社会工作者灵活寻找个案会谈场所。除了专门的个案工作室，可视服务对象的情况而定，无旁人的病房、医院的康复花园等，尽量做到让服务对象舒适，谈话不会时常受到干扰即可。

3. 个案过程反复不断

在个案社会工作开展阶段，经常会遇到服务对象病情反复、情绪反复，甚至出现放弃、绝望等情况。有的服务对象昨天状态还不错，今天一见却发现是愁眉苦脸；上午可能情绪积极和精神卫生社会工作者一起制订行动计划，下午却说"我还是放弃吧"，这是服务精神障碍患者常常要面对的状况。治疗期间的患者出现反复非常正常，作为精神卫生社会工作者需要学习精神障碍的知识，了解精神障碍的疾病特点，并给服务对象不断赋权，给予其支持和鼓励，协助服务对象与疾病共处，并逐步稳定病情和情绪。

4. 时刻谨记整合资源

在实质进展阶段，精神卫生社会工作者除了直接服务个体和家庭的干预之外，调动家庭、社会资源也是非常重要的手段。例如，经济救助能够帮助贫困家庭解燃眉之急，并帮助他们获得更多的治疗和康复的机会；了解慢性病医保政策能够帮助患者解决部分长期用药的经济负担，有助于保持良好的用药习惯；与家庭成员的关系协调能使家庭成为患者的支持力量，有助于患者稳定病情，诸如此类整合服务对象及周边资源的工作均能够有效帮到服务对象。

三、总结评估阶段

总结评估阶段基本是通用过程的评估这一流程。这一阶段需要精神卫生社会工作者灵活掌握，评估贯穿在整个服务过程当中。在临床中，由于患者出院时间不确定，因此精神卫生社会工作者需要与医护人员密切合作，随时做好总结评估的准备。

（一）工作要求

总结评估阶段要求精神卫生社会工作者与服务对象一同做好工作的回顾和整理工作，做好离别的安抚以及出院评估与计划的制订等。

（二）常见问题及处理策略

1. 被动结案怎么办

如果精神卫生社会工作者每天都在临床工作，被动结案情况相对较少。然而，有时精神卫生社会工作者可能会遇到这种情况，还没有来得及做完总结评估，服务对象就已经出院。避免这种情况出现的方法就是加强沟通，一是与医护人员相互配合，可在服务对象办理出院前由主管医生或主管护士通知精神卫生社会工作者；二是与患者保持相对高频率的接触，尽可能在出院前完成各项既定目标。

2. 转介去哪儿

转介可能出现在任何一个阶段，但在这个阶段比较多见，如果精神卫生社会工作者不能继续提供服务，或者服务对象需要接受心理治疗等，可向相关方进行转介处理，精神卫生社会工作者需做好总结和转介工作。精神卫生社会工作者应根据服务对象的个人需求提供合适的转介途径，并由服务对象进行选择。如果有条件，精神卫生社会福利机构内的社会工作者还应做好与社区社会工作者的连接工作，使服务对象可以接受无缝对接的社会工作服务，更有利于康复。

3. 出院计划如何制订

精神卫生社会工作者应与服务对象一起进行工作的总结和评估，回顾这段时间的努力付出以及成效如何，强化有效的部分，继续鼓励，提升康复的信心，同时制订出院后治疗、康复、工作及学习等方面的详细计划，如果服务对象愿意，可争取后期追踪。

四、后期追踪阶段

后期追踪阶段基本是通用过程的结案和跟踪服务。个案服务结束后，服务对象已经离开医院治疗环境，本阶段要求精神卫生社会工作者做好最后的资料整理工作，如果服务对象自愿接受回访服务，可视情况在一个月、三个月、半年、一年后等时间点开展院外回访工作。

（一）工作要求

后期追踪阶段首先要做好个案社会工作的总结和资料归档工作。另外，精神卫生社会工作者可提前向服务对象宣传介绍回访工作的情况，并征询其意见，对不愿接受回访的服务对象给予尊重和支持，对有意向接受回访的服务对象建立好联系通道，保持通信联络。在回访工作之前做好准备，并与熟悉回访对象病情的医护人员一起开展回访工作。如果医院配置了专门的患者回访中心，精神卫生社会工作者可协助患者回访中心开展后期工作。

（二）常见问题及处理策略

1. 歧视和偏见

由于社会大众对精神障碍普遍存在误解和偏见，加上部分患者和家属也有较深的病耻感，在这种情况下，除非病情需要，否则患者出院后不愿再继续与精神卫生机构的相关人员保持联络，精神卫生社会工作者应给予充分的尊重和理解。精神卫生社会工作者在后期追踪阶段，可与服务对象讨论因歧视和偏见造成的困扰，商讨可行的措施。另外，精神卫生社会工作者也应进行倡导性宣传，教育大众认识和了解精神障碍患者群体，营造对该群体接纳和宽容的社会氛围。

2. 回访常态化

精神卫生社会工作者不定期组织回访工作，能够协助患者巩固医疗效果，一定程度上延长服务对象的稳定期，提升服务对象的服药依从性。在现阶段，不少精神卫生医疗机构所在区域没有配置社区社会工作，所以患者出院后无法转介给当地社会工作者继续跟进。如果在条件允许且患者及家庭自愿的前提下，精神卫生社会工作者应尽力开展回访工作，使患者及其家庭切实受惠。

参考文献

1. 隋玉杰. 个案社会工作［M］. 北京：中国人民大学出版社，2007.

2. 许莉娅. 个案社会工作（第二版）［M］. 北京：高等教育出版社，2013.

3. DB14/T1329—2017，精神卫生社会福利机构社会工作服务规范［S］.

4. 杨家正. 迎刃而解：寻解聚焦辅导［M］. 北京：清华大学出版社. 2016.

5. Alasdir J. Macdonald. 焦点解决治疗：理论、研究与实践［M］. 骆宏，洪芳，沈宣元，译. 宁波：宁波出版社，2011.

第六章　精神卫生小组社会工作

在社会工作的三大直接方法中，小组社会工作以其独特的优势深受社会工作者和小组组员的喜爱，并被广泛应用于教育、医务、管理等各领域，本章在讲述精神卫生小组社会工作基本概念和类型之外，将重点讲述精神卫生小组社会工作各阶段具体的操作方式以及注意事项。

第一节　精神卫生小组社会工作基本概念

一、小组社会工作的一般定义

小组工作是社会工作的直接工作方法之一，在全国社会工作者职业水平考试教材《社会工作综合能力》中，认为："小组社会工作是社会工作的基本方法之一，经由社会工作者的策划与指导，通过小组活动过程及组员之间的互动和经验分享，帮助小组组员改善其社会功能，促进其转变和成长，以达到预防和解决有关社会问题的目标。"

从上述定义可以看出，小组社会工作的定义主要包含以下四层含义。

（一）小组社会工作是社会工作的专业方法之一

小组社会工作由社会工作者与组员一起组成，在小组中通过社会工作者与组员、组员与组员之间的互动、小组与整个外部环境之间的互动等来解决组员问题，提升组员能力。

（二）小组社会工作有明确的目标

在小组中，社会工作者按照既定的目标，带领和引领组员积极参与相关主题活动，促进小组各阶段目标的实现。

（三）小组社会工作注重组员间经验的相互影响和分享

这是小组社会工作区别于其他工作方法的独特之处，通过社会工作者的引导，促使组员与组员之间、组员与社会工作者之间产生积极有效的互动。在友好互助的氛围中，利于小组组员敞开心扉，小组也可成为激发组员改变的主要动力之一。

（四）小组社会工作既是过程，同时也是促进组员改变的方法

小组社会工作在多方互动过程中，彼此分享、支持、鼓励，带动组员态度或行为的改变，促进小组及组员个体目标的实现。

二、精神卫生小组社会工作定义

精神卫生小组社会工作是指精神卫生社会工作者运用社会工作的方法，引导小组成员进行的情感支持、经验分享、疾病预防、预后康复等相互讨论和分享的过程，最终协助患者和家属解决因精神障碍而导致的情绪、行为及心理等问题，改善和发展其社会功能的职业活动。

精神卫生小组社会工作包含以下四层定义。

（一）专业性较强

医务领域的社会工作相较其他领域而言，难度略大。在精神卫生领域更是如此，稍有不慎，极易对服务对象造成二次伤害，因此在精神卫生小组社会工作开展过程中，必须保证其专业性。

（二）对社会工作者要求较高

精神卫生小组社会工作的开展，不仅仅需要社会工作的基本知识和技能，而且要求社会工作者掌握精神卫生、心理学、康复治疗学等基本常识，熟知心理对疾病产生的影响和疾病引起的社会心理反应，熟悉精神卫生法以及国家和当地政府对精神障碍患者及家庭的相关救助政策，并视组员不同情况协助提供相应的信息。

（三）注重多学科合作

精神障碍的起病原因是多方面的，涉及生物、心理、社会等多种因素，因此在治疗和康复过程中，精神卫生社会工作者除需要和医生护士合作之外，还需与患者的康复师、心理咨询师或心理治疗师、主要照顾者一起工作，促进患者全方位地康复。

（四）强调社会工作者以及其他组员的示范作用

"一日得病，终身治病"是很多患者及家属对精神障碍患者的认知，不少反复入出院患者和家属对疾病改善和治愈缺乏信心，被动治疗。精神卫生小组社会工作要充分利用小组动力，增强患者及家属的康复信念，尤其是康复较好的组员，通过示范、经验介绍可以给其他组员很大的信心，激发其治疗和康复信念，为融入家庭和社会生活奠定良好的基础。

第二节　精神卫生小组社会工作类型

精神卫生小组社会工作的类型主要有治疗小组、支持小组、教育小组和成长小组，但在临床开展的很多精神卫生小组活动中，会兼具两种甚至更多小组的类型。

一、精神卫生治疗小组

在精神卫生治疗小组中，小组被视为治疗的工具之一。通过组员与精神卫生社会工作者的互动，以及组员与组员之间的良性互动，形成有利于治疗的小组氛围。在治疗小组中，精神卫生社会工作者在整个过程中具有主导甚至权威的专业地位，通过与精神科医护人员、康复师、心理咨询师或治疗师以及小组成员及其家属的沟通交流，全方位了解组员情况，并在小组中协助小组成员充分了解自己，意识到自己的问题及背后成因，有效利用小组的环境和氛围，改变既往错误认知、不当情绪或行为，或者处理因疾病而导致的心理、社会关系受损等各类问题。

精神卫生治疗小组不仅要求精神卫生社会工作者具备扎实的社会工作理论和娴熟的实务技能，还需要具备一定的心理学、精神卫生学等临床知识，并加以相应的训练，熟练使用理性情绪疗法、认知行为疗法、家庭治疗以及精神分析疗法中的经典操作方法。尤其对于组员出现的精神症状等有准确的判断，并及时转介给精神科医师。

精神卫生领域常见的治疗小组有酒精或药物滥用治疗小组、行为矫正小组、精神障碍患者心理康复小组、各种模式的家庭治疗小组等。

二、精神卫生支持小组

精神卫生支持小组一般由面临相似问题的组员组成，在精神卫生社会工作者的引导下，通过组员间彼此沟通、分享治疗及康复讯息，获得信息上的交流、情感上的支持，达到解决组员某一个或几个问题的效果。在精神卫生支持小组中，组员间关系的建构最为重要，罹患同类型精神障碍的小组组员组成的支持小组，很大程度上降低了小组组员的病耻感，相似病情和经历使其更愿意在小组中和其他组员分享，积极交流相关讯息。

在精神卫生支持小组中，精神卫生社会工作者的主要任务是在初期营造充满理解、温馨、安全的小组氛围，协助小组组员充分发挥主动性和积极性，多次讨论，彼此分享，不断尝试解决小组组员共同关注的问题。在小组的中后期，精神卫生社会工作者逐步退出核心位置，仅作为小组的推动者、协调者和资源提供者的角色出现。

精神卫生领域常见的支持小组有：康复患者支持小组、精神障碍患者家属互助小组以及各类型精神障碍诸如焦虑、抑郁、康复期精神分裂症患者等各类型病友互助支持小组。

三、精神卫生教育小组

教育小组一般在学校、医院等场域被广泛应用。在精神卫生教育小组中，精神卫生社会工作者协助组员学习与自己疾病诊疗、康复等相关的知识，并鼓励组员将习得的新知识、新方法运用到现实生活中。组员在学习过程中可以通过信息共享、情景模拟、你问我答等形式来讨论如何适应出院后的生活。

在精神卫生教育小组中，精神卫生社会工作者通常会向组员收集较关注或迫切需要解决的疾病诊疗过程中的各类问题，并根据问题特征或类型邀请相关医护人员或医院管理者进行针对性的答疑。在此过程中，虽然邀请的专家是以信息提供者或疑问解答者的身份出现，但教育小组同样注重组员的积极参与，如问题的收集、整理、分类汇总、对答疑的反馈、与现实结合的可行性反思等，而不仅仅是被动的信息接收者。在经过聆听其他类似情况组员的经历和想法后，组员会逐步意识到自己才是解决自己问题的专家，在向他人学习的同时，也可利用自己的经历去帮助他人，有利于提升组员的自我效能感。

精神卫生教育小组活动在提升组员主动学习、提出问题、分享经验的能力之外，更能增加医患之间的互动，增进双方的理解，无形中融洽了医患关系。精神卫生社会工作者也可以将教育小组和各临床科室组织的健康宣教工作相结合，使社工服务和临床科室工作紧密结合。精神卫生社会工作者在教育小组中，主要扮演策划者、组织者、医患沟通桥梁的角色。

精神卫生领域常见的教育小组有：各类型精神障碍的知识学习小组以及家庭主要照顾者组成的健康照顾学习小组、各类手工制作学习小组、健身操手指操学习小组等。

四、精神卫生成长小组

成长小组聚焦于个人的正向改变和成长，注重赋权、参与和优势视角。精神卫生成长小组旨在帮助组员了解、认识和探索自己，促使他们在思想行为等方面进行反思，并充分利用自己的潜能与外在资源，改善或解决其存在的问题，促进组员不断获得成长。

在成长小组中，精神卫生社会工作者认为罹患精神障碍使组员本人暂时处于困境，但同时也鼓励组员将此看作是一种挑战自我的机会，积极治疗和康复，并不断察觉、反思自己的思想、行为，如个性特点、沟通方式、家庭特征等，在与其他小组组员的分享和互动中，理性应对不利情境，并在此过程中发现自己的潜能，不断提升自我。在增强个体能力的同时，成长小组同样强调成员的表达和互动，并借此强化自身各方面的能力。精神卫生成长小组社会工作中，精神卫生社会工作者主要充当组织者、示范者和协调者的角色。

精神卫生领域常见的成长小组类型有"认识并体验孤独""与焦虑共处"以及各类型的体验小组。

第三节　精神卫生小组社会工作各阶段工作要求及注意事项

精神卫生小组社会工作过程一般可以分为：小组筹备期、小组形成期、小组转折期、小组成熟期、小组结束期。各阶段小组社会工作者工作的侧重点均不同，承担的角色也不尽相同。

一、精神卫生小组社会工作筹备阶段

精神卫生小组筹备阶段又称为"小组工作准备阶段"。在此阶段，精神卫生社会工作者处于主导地位，对小组的形成和顺利进行起着至关重要的作用。精神卫生社会工作者在此阶段的工作内容主要有：评估服务对象需求、确定小组社会工作的工作目标、设计小组社会工作方案、招募和筛选组员、统筹小组工作中需要的人、财、物等资源以及协调处理其他可能影响小组进程的因素。

（一）评估服务需求

小组社会工作是根据服务对象的需求而开展的。在精神卫生整个诊疗过程中，可能由精神科医师在查房过程中发现患者有类似或者相同的问题，如抑郁症患者的情绪低落、兴趣减退；精神分裂症患者生活懒散、不同程度的社会功能退化；也可能由护士在日常护理和沟通中发现患者家庭

关系紧张、沟通方式等有待改进；也可能是精神卫生社会工作者在临床服务中发现患者及家属有共同的需求；也有患者主动提出如希望减少病耻感，提升人际交往能力等；家属希望了解更多的精神康复护理及家庭照顾常识等。总之，任何一种类型的小组活动，均是为了回应组员需求，解决其存在的问题或困扰。

在精神卫生领域，评估服务对象需求的常见方式有以下几种。

1. 自然情境下了解

精神卫生社会工作者可以在患者就餐前后、休闲娱乐间隙主动与其沟通，向其了解各方面的需求，在自然情境下，患者及家属的心态比较放松，在看似随意聊天的情境下反映的需求也比较真实可信。

2. 临床科室查房或者工休座谈会

精神卫生社会工作者每天在查房的过程中，通过医生询问或者患者及家属反馈收集问题。在临床科室组织的工休座谈会上，患者及家属会对科室工作提建议或意见，作为精神卫生社会工作者要敏锐察觉这些建议和意见背后反映的患者和家属的相关需求。

3. 社工服务中收集

精神卫生社会工作者在提供服务的过程中，也要充分了解服务对象的需求，并将个案服务对象的共性需求或问题进行归类汇总，这是开展小组活动的基础或前提，也是小组要解决的问题之一。

4. 相关人员访谈

除医护人员之外，精神卫生社会工作者还可以与患者家属或主要照顾者、康复治疗师、心理咨询师或心理治疗师等相关人员进行访谈，多方位多角度了解患者的需求。

5. 问卷调查

精神卫生社会工作者也可以设计问卷分发给患者及家属，了解他们对小组活动的需求，也可以分发给医护人员，协助精神卫生社会工作者了解组员的需求。问卷调查设计题目不宜过多，在层次上由易到难，从封闭式到开放式。

上述评估服务对象需求的方式可以合并使用，如访谈和问卷调查相结合的方式，或者访谈患者、家属及其他相关专业技术人员相结合，多措并举了解小组组员的需求。值得注意的是，不少精神障碍患者比较敏感，因此在进行问卷调查前，一定要耐心详细地向被调查者介绍调查目的，并说明不会对其诊疗过程造成任何不利影响。如果遇到视力障碍患者或者不认识字的患者，精神卫生社会工作者应耐心将题目读给他，并在替他填写完问卷之后再复述一遍，以确保填写的内容符合其表述本意。

（二）确定小组社会工作目标

精神卫生社会工作者在充分了解服务对象的需求后，要根据其需求进一步确定小组目标。只有目标明确清晰，才能制订出较好的小组社会工作方案。需要注意的是，小组社会工作的方案不是一成不变的，是随着小组的进程和组员需求的变化不断进行微调和完善的。这就需要精神卫生社会工作者在前期评估中尽可能充分详细地了解服务对象的需求，从中剔除小组无法满足的甚至是不合理的需求，并尽可能在诸多需求中找到共通点，以便小组社会工作共同目标的确定。

1. 小组目标的分类

小组目标一般可以分为沟通目标、过程目标、实质目标和需求目标。

沟通目标强调沟通的重要性，通过组员的自我剖析、彼此分享、互相沟通，从而实现小组目标。过程目标是小组在不同阶段的分目标，每一节小组都会有其既定目标，是总目标在不同阶段的具体化。实质目标是小组能解决的具体目标和内容，实质目标限制小组的功能，小组必须在这些目标范围之内进行，不能超越小组的既定范围。需求目标是遵循个别化的原则，小组组员希望在小组中达成的个人目标。

一般而言，小组个人目标和小组目标在整体上是一致的，但由于个体差异，除了小组目标之外，个体可能会有一些自己的特殊需求，在制定小组目标的同时，既要遵循个体需求服从总目标的原则，同时也要适度考虑个人的合理需求，必要时可对总目标作适度调整，或者在后续个案服务中对小组组员的个性需求作出回应，如提供个案或其他服务等。

2. 确定小组目标的注意事项

（1）目标要明确清晰。总目标和各阶段过程目标之间有逻辑连贯性和层次间的渐进性，精神卫生社会工作者带领组员循序渐进，深入浅出，逐步实现小组目标。

（2）要有明确的时间界限。只有明确了小组的时间界限，精神卫生社会工作者在甄选组员以及小组组员确定是否参加小组时有所考虑，才能在更大程度上避免组员刚参加小组活动就要出院导致脱落。

（3）目标的制定要考虑组员的实际情况。确定小组目标需要将组员的性别、年龄和文化层次、躯体活动能力以及小组组员的实际能力考虑在内，制定切实可行以及经过努力能达到的目标。

（4）目标的描述尽量用中性和正性词语。在小组中，为使参加的小组组员明确努力方向，尽量避免使用"不能做这""不允许那样"等类似的语言。

（三）制订小组方案

好的小组方案是顺利开展小组社会工作的基础。在小组工作的准备阶段，精神卫生社会工作者要根据组员需求以及开展小组所需的人、财、物等现实条件，制订翔实可行的工作方案。精神卫生小组工作方案除了其他开展小组必需的因素之外，应急方案也是精神卫生社会工作者重点考虑的部分。如果有组员在小组过程中出现病情反复或情绪过于激动，甚至有冲动、伤人、毁物、自伤等行为时，精神卫生社会工作者应及时做好处置工作。

一般而言，小组方案应该包含以下基本内容：小组背景、目的、理论依据、性质、时间、地点、参与主体、组织主体、活动设计、应急预案、评估方式等。

小组方案的主要内容及注意事项有以下几点。

（1）在制订小组方案时，除了和潜在小组组员沟通之外，还可以提前和临床科室主任、护士长沟通协调。一是详细了解组员的精神状态、拟出院时间、参加小组后的反馈等；二是可以和科室工作紧密结合，争取医护人员的支持。

（2）各节小组的主题应契合小组目标，每节小组的活动内容和主题应一致，活动内容应体现递进性和层次性。

（3）制订小组方案的理论依据应该和小组的目标、小组各章节中设计的活动内容相吻合，切忌理论实务两张皮。

（4）小组的总目标和各个章节的目标一定要具体，最好是可测量且有明确的时间限制，并和组员的需求基本一致。小组各节目标之间要有内在的逻辑性。

（5）在医院受患者住院时间因素的影响，小组的时间限制尤为重要。开展封闭性质的小组活动，一般安排一周两次或两周三次为宜。时间太长，恐小组尚未结束，组员就要出院；间隔时间太短，组员来不及理解和应用小组中学到的知识，开设小组的效果大打折扣。具体每节时间设置要考虑到小组组员身体、精神方面的因素，并避开患者进行常规检查、集中洗浴、集体康复或医院有其他安排的时间。在制定每节小组的时间时，可视情况灵活调整，有的组员受药物副作用影响，可能会有静坐不能等副反应，单节活动时间设置不宜过长。

（6）每节小组活动的流程要详细，熟记小组的各个环节，如果是新入职精神卫生社会工作者或者首次组织小组活动的精神卫生社会工作者，建议将主持词提前备好，必要时可邀请其他精神卫生社会工作者或者协助人员进行提前演练。如果小组活动由两人或多人组织的话，一定要明确分工，并在方案中详细列明每个人负责的具体内容。

（7）在设计小组活动方案时，精神卫生社会工作者一定要设计备选方案以灵活应对可能遇到的突发情况。方案中还应对小组可能出现的意外情况做好预估，提出切实可行的解决措施，列明详细的人员分工和操作步骤，不宜用"采取相应的措施解决"等泛泛之词。

（四）招募和遴选组员

1. 招募组员

（1）个案服务中发掘。精神卫生社会工作者在提供个案服务过程中，可以有意识地发掘潜在组员，有合适的小组活动可推荐其参加。

（2）发动医护人员推荐。在患者及家属对社会工作不甚了解或认同度不是太高的情况下，精神卫生社会工作者除了去临床科室宣传，亦可利用医院会议开始前或者结束后的时间，简短介绍小组事宜，并发动医护人员进行推荐。医生护士的推荐相对而言比较有权威，患者和家属依从率也较高。

（3）张贴海报。精神卫生社会工作者在医院或者科室的宣传栏张贴海报进行招募，方法虽然比较传统，但见效快。

（4）开展宣介性质的活动招募。精神卫生社会工作者可以在病房挑选合适的契机开展相应的宣介活动，提升大家对社会工作的认同度。在对精神卫生社会工作者及其服务内容有了一定程度的了解后，招募组员就会变得相对容易。

（5）患者及家属之间相互交流分享。如果精神卫生社会工作者在前期举办过小组活动或其他社工服务，在同一临床科室病友以及家属间交流较多，口口相传，后续精神卫生社会工作者再组织小组活动组员的招募会相对容易。

（6）其他渠道。精神卫生社会工作者也可利用医院患者交流群或者其他相关平台进行招募。

2. 遴选组员

（1）按照事先制定的纳入和排除标准进行粗筛。明确、容易理解、便于操作的纳排标准非常重要。例如，发病期的精神障碍患者，有自伤、自杀、伤人、毁物等倾向的患者不宜参加，有的小组可能会对病种、病程、性别等有一定的要求。

（2）一般而言，病种一样、需求类似、问题同质、对小组期待恰当的组员优先考虑。若组员对小组目标的期待过高，超出了小组的预期目标，这类型的组员在招募时也应慎重考虑。如果备选组员较多，还应注意组员间各种因素的均衡，如男女性别比例、年龄层次分布、性格内向和外向的组员互相搭配等。

（3）按时参加小组活动是达成小组目标的必要条件之一。因此，在小组初筛过程中，一定要和组员核实，确保其能按时参加。组织住院患者开展小组活动前，精神卫生社会工作者可以提前去各临床科室提醒组员，确保其按时参加小组活动。如果是招募已经出院的患者参加小组活动，尽量不招募路途太远以及行动不方便的组员参加。

（4）有些小组组员出于各种考虑，不愿意在小组中遇到与自己同乡、同县甚至同省的患者，精神卫生社会工作者在和备选组员会谈时要详细询问清楚各种禁忌事项。

（5）开放或者半开放式的小组，建议多选取一些潜在组员进行筛选，避免有的组员已经报名参加但由于出院或者其他突发事件无法参加。

（6）精神卫生社会工作者在遴选组员甚至确定组员的过程中，可能会遇到因各种情况临时"加塞"的组员，遇到这种情况，如果该组员符合入组条件，在不影响小组其他成员的前提下可考虑加入。如果不符合入组条件，或者其他组员明确表示不希望再有新成员加入，精神卫生社会工作者一定要尊重组员的意见，并向"加塞"组员明确表明态度，可在下次开设相应主题的小组时优先考虑。

值得一提的是，精神卫生社会工作者在遴选组员的过程中，始终要以热情、真诚的态度与备选组员讨论各项事宜，在初期建立好专业关系，为后续开展小组活动奠定良好的基础。

（五）统筹协调各种资源

1. 人员

在人员方面，争取领导、医护人员、志愿者、患者家属的支持。精神卫生社会工作者在入驻医院临床科室初期，除提供专业服务之外，闲暇时间可为科室做点力所能及的事情，增进医务人员对精神卫生社会工作者的了解。在争取领导支持方面，可制订翔实的工作方案，向分管领导汇报，向其宣介社会工作服务内容和工作意义。在具体实务开展方面，如果条件合适，可适度招募志愿者开展服务。

2. 场地

开展社会工作服务的场地选择应该是安全、安静、干净、舒适的，组员便于到达，如需要拍照，场地选择最好宽敞明亮。一般而言，在精神卫生专科医院或者精神卫生科开展小组活动，为防止组员出走、外逃等意外情况，建议最好选在科室活动室或者小组活动室。如果是半开放式的小组活动，最好在科室的活动大厅或者活动室举办，其他病情稳定的精神障碍患者或家属也可以旁观或参加。如果小组组员人数较少，可以和科室协调，空置的病房也是较好的服务开展场地。

3. 经费

在精神卫生小组社会工作方案中，要详细列出经费预算数额，备注出所需物品的数量和价格；在使用专项经费前，要详细了解经费使用及报销要求，提前做好相应的准备。如果参加小组活动的组员来自同一科室，除了申请社会工作专项经费之外，也可以向科室申请活动经费，尤其是小组活动的主题和临床科室开展工作契合度较高的话，主任和护士长会比较支持。如果精神卫生社会工作者外联能力较强，也可以联系爱心企业进行资助，在冠名、拍照以及进行其他形式的宣传时，一定要尊重和保护小组组员的隐私。

二、精神卫生小组形成阶段

小组筹备阶段完成后小组就进入了形成期。这一阶段，是精神卫生社会工作者与小组组员以及组员与组员间关系的建构阶段，是小组规范化初步形成阶段。在此阶段，精神卫生社会工作者的主要任务是协助组员彼此认识，建立安全信任的关系、制定小组规范，签订小组契约、澄清小组目标和组员目标。

（一）营造安全信任的小组氛围

在小组初期，精神卫生社会工作者与组员、组员与组员间彼此不熟悉，交流较少，精神卫生社会工作者可以通过一些简单活泼的互动游戏来增进彼此熟识度。在初期，小组活动尽量不涉及需短时记忆的内容，因为有的组员可能会因药物副作用影响，短时间内近期记忆受损，不管是热身游戏还是主体游戏的设置一定要考虑组员的身心特点。

（二）制定小组规范，签订小组契约

小组契约对促进组员间的支持和互动有积极的意义，因此在初期阶段，精神卫生社会工作者要与组员就小组的一些基本规范，如保密、守时、遵医嘱等进行讨论确定。共同讨论既促进了组员间的交流，而且规范是经过组员集体制定的，大家认同度和遵从度相对较高。对于精神卫生小组规范，建议明确、详细，便于小组组员理解和操作。例如，可将"按时"细化成每次提前5分钟到达，"保密"可设保密范围或标准，小组讨论中如涉及籍贯、收入等时要保密。

（三）澄清小组目标和组员目标

在小组初期，组员对小组目标的概念比较模糊，不同的组员对小组的认知和期待也不尽相同。在小组开始后，精神卫生社会工作者要和小组组员讨论确定小组目标，使大家对小组目标有明确清晰和相对统一的认识，并可以融入小组，为实现小组目标而努力。小组目标要符合大多数人的需求，避免将个别组员的特殊需求作为小组目标。

（四）其他注意事项

1. 强调安全的重要性

在有家属参与的小组中，这一点尤为重要，因为有的家属可能意识不到有些物品可能会对使用者本人以及其他患者和工作人员造成潜在的伤害。精神卫生社会工作者一开始就要强调清楚，小组组员如需用到小刀、笔等物品，必须向医护人员或者精神卫生社会工作者本人借，且要在医护人员或者精神卫生社会工作者的陪同下使用，使用完毕即刻归还。作为家属，未经医护人员以及精神卫生社会工作者允许，不可以提供给其他小组组员诸如手机、打火机等物品。

2. 强调保密原则的重要性

精神卫生社会工作者可能会从小组开头一直强调到结束。大部分精神障碍患者比较敏感、病耻感强，而且每个组员都有自己不愿意让小组之外的其他成员知道的内容，因此对于保密原则，精神卫生社会工作者怎么重视、怎么强调都不为过。

3. 过于依赖社会工作者

在小组活动初期，小组组员与精神卫生社会工作者及其他组员间的熟悉度尚未建立，对小组社会工作的流程等亦不熟悉，因此很容易对精神卫生社会工作者形成依赖，从而忽视了自己在小组中的角色和能力。精神卫生社会工作者在小组初期，一是多设计增进组员彼此熟识度的活动，二是要多次向组员阐述清楚精神卫生社会工作者和组员各自的角色和责任，使组员明晰自己才是小组活动的核心和主要角色，精神卫生社会工作者在其中主要起组织、引导、协调和支持的作用。

4. 不同小组类型中组员分享问题

在由抑郁症患者组成的小组中，组员在初期的分享可能会相对较少，精神卫生社会工作者要侧重于引导和示范；在由躁狂、双相情感障碍患者组成的小组中，组员的分享可能会比较多，甚至可能会超出预期，精神卫生社会工作者的侧重点在于适当转移和制止；在由长期住院的精神分裂症患者组成的小组中，组员可能存在不同程度的社会功能退化，分享相对粗浅，可能会用"不错""还可以""有趣"等词语来形容，精神卫生社会工作者的侧重点是耐心聆听和进一步询问，挖掘简单词语表述背后所蕴含的意义。

三、精神卫生小组社会工作转折阶段

小组开始阶段完成后，就进入小组的转折期。这个阶段是小组组员间关系走向亲密化的时期，也是小组内部权力竞争开始的时期。在此阶段，精神卫生小组社会工作者的主要任务是：处理组员互动中的冲突问题、处理组员互动中的防卫或抗拒心理、处理组员的退出问题、促进小组动力的形成。

（一）处理组员互动中的冲突问题

通过前几个小组阶段的磨合，大部分组员对小组的认同感增加，也愿意在小组中和其他组员分享自己的想法与经历。随着组员间交流频度和深度的增加，难免与其他组员产生意见分歧，甚至相互批评指责。在这种情况下，精神卫生社会工作者应理性应对，意识到这是小组成员自我意识增强的表现，同时也是小组成员学习如何处理和应对冲突的契机。精神卫生社会工作者可采用以下方式应对：一是帮助组员澄清冲突的本质，尤其是组员间冲突背后所反映的价值观的差异；二是协助组员面对和解决因冲突而带来的情绪紧张或人际关系紧张；三是促进冲突双方的相互理解，可用情景模拟、换位思考等方式，让冲突双方体验对方的感受，尝试站在对方角度考虑问题。

（二）处理组员的防卫心理或行为

在小组中，不少组员会出现既想和其他组员交流又担心自己的观念不被别人认同，甚至被其他小组成员嘲笑，既想借小组机会探索自己甚至家庭的问题，又担心没有足够的勇气承担和面对，从而使自己处于矛盾或焦虑的状态。小组组员在经历了各种情绪挣扎后，可能会选择沉默或顾左右而言他。精神卫生社会工作者首先要理解组员出现防卫心理及行为是一种正常现象，同时协助组员意识到适度的分享和表达可以帮助其更好地认识自己，可能更有助于情绪的释放和问题的解决。

（三）处理组员的退出问题

虽然在小组初期，精神卫生社会工作者多次强调连续参加小组的重要性，但部分组员仍可能会因各种原因退出小组。对于要退出小组的成员，精神卫生社会工作者可向该组员了解退出小组的原因，并分析退出小组对组员本人和其他小组组员带来的影响。如果组员仍执意要退出小组，精神卫生社会工作者应尊重组员本人的意见，同时注意切忌用团体压力来强迫组员留在小组，以免给小组组员造成心理负担。在随后的小组活动中，精神卫生社会工作者要坦诚告诉其他小组组员该组员退出小组的原因，并花一定的时间处理因组员离开小组给自己及其他小组组员带来的情绪问题。

（四）其他注意事项

1. 恰当处理沉默和话多的组员

有的组员在小组中过于沉默，而有的组员在小组中过于活跃，甚至会打断其他组员的发言。对于这两种情况，精神卫生社会工作者应区别对待。可用点名、按照顺时针或其他规律使每个组员均有发言机会。对于话少的组员，精神卫生社会工作者可邀请其发言，并多运用关注的表情和鼓励的语气，如"我们大家来听一下某某的意见""然后呢""好的，继续"等话语，并给予发言组员及时的表扬和鼓励，激发其参与积极性。对过于活跃的组员，则多用一些时间限制，如提前预告每人限时几分钟发言、适时打断等技巧，均衡不同类型组员的发言情况。

2. 关注情绪变化较大的组员

在小组工作过程中，精神卫生社会工作者要敏锐察觉每个组员的情绪变化，如果平日活泼开朗的组员因某个话题突然变得沉默寡言甚至伤心落泪，极有可能是小组触碰了组员的"痛点"，情绪变化有可能就是组员转变的契机。处理得当，组员的精神状态甚至生活状态都会有质的改变。

四、精神卫生小组社会工作成熟阶段

在小组后期，小组的关系结构稳定，小组活动运作相对成熟，组员之间更愿意分享合作，提出的建议或者意见更中肯可行。在此阶段，精神卫生小组社会工作者的主要任务是：协助组员维持小组的良好互动、协助组员将小组经验中获得的认知转化为行动并保持、协助组员解决相关问题。

（一）协助组员维持小组的良好互动

在小组工作后期，随着组员对小组投入程度的加深，小组的冲突和矛盾得到了妥善的解决，组员间沟通更为顺畅，彼此接纳和理解度达到最佳，小组的凝聚力空前增强。精神卫生小组社会工作者要协助组员维持小组的良好互动模式，使小组的功能发挥至最佳。

（二）协助组员将认知转化为行动

在小组中后期，组员间信任感增强，更愿意与其他组员分享交流自己的经验、知识与技能，精神卫生社会工作者一方面鼓励组员进一步自我表露和自我探索，另一方面鼓励组员学习其他组员的经验与做法，获得新的认知和成长，并对其改变作出积极的反馈。精神卫生社会工作者要鼓励组员将学到的认知转化为行动，并在生活中保持。

（三）协助组员解决相关问题

在小组的中后期，精神卫生社会工作者要协助组员将相关问题澄清，通过组员间不断地讨论和分享，逐步达到既定目标。在此过程中，精神卫生小组社会工作者要鼓励组员整合利用小组内的资源，并合理分工，以促进问题的解决。

（四）其他注意事项

1. 提前告知小组结束事宜

在小组运行到最后两三期，尤其是小组成员主要由精神分裂症患者或抑郁症患者组成的小组中，需提前向其预告小组的结束时间，让组员提前做好心理准备。精神卫生社会工作者可与组员一起讨论小组结束时的感受，并询问组员可以通过哪些方式让其心理感受舒服些。

2. 社会工作者角色的转变

在小组的成熟期，小组组员与精神卫生社会工作者及其他组员之间比较熟悉，组间凝聚力达到最强，小组可以以较为平衡的状态运行。在此阶段，小组组员以及小组本身有足够的动力和能量来达成小组目标，因此，精神卫生社会工作者的角色要逐步从活动的主导者变为引导者、支持者以及各种资源和信息的提供者和链接者。

五、精神卫生小组社会工作结束阶段

小组结束期是小组历程的最后阶段，也是成熟阶段，意味着小组已经达到或者基本达到预期目标，可以结束。在此阶段，精神卫生社会工作者的主要任务是：处理组员的离别情绪、协助组员巩固所学知识并将在小组中学到的经验运用到实际生活中、评估小组工作等。

（一）处理组员的离别情绪

经过前几个阶段的磨合，组员与精神卫生社会工作者、组员与组员间已建立起相对亲密的人际关系，面对小组的结束，部分组员可能会表现出不舍、失落等情绪。精神卫生社会工作者应和小组成员讨论离别时的内心感受，并协助其妥善处理相应的情绪。精神卫生社会工作者还应使组员意识到，虽然小组活动即将结束，但真正的现实生活从某种意义上才刚刚开始，结束小组的同时也是开启新生活的契机。

（二）鼓励组员将所学经验运用到日常生活中

在小组中，组员接受了新观念或习得新行为，精神卫生社会工作者可以在小组中运用模拟练习的方式，让组员模仿演练。同时，鼓励组员将自己在小组中的所学和家属等共享，让家属体验并感受到组员的变化，并鼓励支持其继续保持，增强其自信心。

（三）小组评估工作

小组评估工作其实贯穿于小组的整个过程中，在结束阶段，精神卫生社会工作者需要对小组工作作整体的评估。评估的方式有组员自评、精神卫生社会工作者自评、观察员或者督导评估。组员自评主要关注点在于参加小组是否达到了预期目的、参加小组的过程感受如何以及小组的效能方面。精神卫生社会工作者自评的关注点主要是在小组是否达到预期目标、在小组的过程中与组员互动沟通如何、对组员的需求是否作出积极恰当的回应、是否有对组员造成伤害的言语或者行为、相关技术和方法运用是否得当、投入和产出比是否恰当等方面作出评估。观察员或者督导的评估则侧重对小组效能的评估，以及对精神卫生社会工作者、组员的观察进行评估。

（四）其他注意事项

1. 后续联系事宜

在小组结束时，有的组员可能会索要精神卫生社会工作者本人的联系方式，在这种情况下，建议精神卫生社会工作者留办公室电话。组员间互留联系方式也要尊重本人意愿，在小组中不作强制性要求。

2. 妥善处理组员出现的新情况

个别组员可能会出现退化甚至新的问题。在这种情况下，精神卫生社会工作者要冷静面对，与组员一起分析问题的成因和可选择的解决策略，必要时可在小组结束后作为个案继续为其提供服务。

3. 分析组员脱落

在小组过程中，如果有组员脱落，精神卫生社会工作者应仔细分析组员脱落的原因。是因为出院无法参加小组活动无奈退出？小组达不到预期目标而遗憾退出？在小组中受到了伤害而退出？弄清楚组员脱落的原因并进行总结，为后续开展小组活动提供借鉴。

第七章　精神卫生社区社会工作

社区社会工作是以社区为服务对象的社会工作服务，相较于个案社会工作、小组社会工作而言，具有宏观性、结构取向等特点。由于精神障碍患者存在社会功能退化、社会支持不足等问题，因此在社区内为其提供社会交往、志愿服务等尤为重要。本章将重点介绍精神卫生社区社会工作基本概念、服务内容及流程。

第一节　精神卫生社区社会工作基本概念

一、社区定义

徐永祥主编的《社区工作》一书中指出：社区是指一定数量居民组成的、具有内在互动关系和文化维系力的地域性的生活共同体。该定义也指出了社区的构成要素，即人口、组织机构、文化和地域。

社区的分类主要有地域性和功能型两种维度的分类方法。地域性社区划分法按照地域条件将社区分为农村社区、集镇社区和城市社区三大类。功能型社区划分法将社区划分为经济型社区、文化型社区、旅游型社区等，在实际应用中，精神卫生社会工作者可以根据自己的需求采用不同的分类方法。本章中的社区主要指精神卫生社会福利机构驻地及周边社区。

二、社区社会工作定义

社区社会工作有广义和狭义之分。

从广义上来讲，社区社会工作是指在社区内开展的以提高社区福利、促进社区与社会协调发展的社会服务或社会管理。任何人或组织，只要在社区内从事助人服务或活动，都可以称为社区社会工作。

狭义上的社区社会工作是指社会工作者以社区和社区居民为服务对象，根据其问题与需求，动员组织社区居民自助互助，同时发掘社区资源，促进问题的解决和社区服务质量的提升。

三、精神卫生社区社会工作定义

精神卫生社区社会工作到目前为止没有统一的定义，本书中所指的精神卫生社区社会工作是指精神卫生社会工作者以医院或机构内的患者及其家属、医务人员、驻地社区为服务对象，综合运用社会工作理论和方法，解决服务对象的共性问题，同时促进服务对象相关能力的恢复与提升。

精神卫生社区社会工作一般有关爱患者、融洽医患关系、社会工作服务宣传、各类精神障碍相关知识的健康教育以及相关公共卫生事件的应急等活动。

与一般社区社会工作相比，精神卫生社会工作有以下三个特点。

（一）服务对象多样化

除医务人员以及各类卫生专业技术人员之外，还有各种类型的精神障碍患者。

（二）服务开展难度较大

医务人员工作繁忙，从患者的角度讲，除少部分患者是自愿住院之外，绝大多数患者是非自愿的，在住院初期对医院以及医务人员大多持排斥甚至敌对态度，中后期自知力恢复后马上又面临出院。

（三）家属参与度较低

由于患者及家属来院时间较短，且主要任务是诊疗和康复，除非和自身利益切实相关，否则没有太强的参与意愿。另外，大部分精神障碍患者入住的是封闭病房，家属仅是偶尔探视，更谈不上参与医院事务。

第二节 精神卫生社区社会工作主要内容

一、精神卫生社会工作中的社区宣传与教育

社区宣传与教育主要指精神卫生社会工作者以村或者社区为单位，采用黑板报、宣传单、知识讲座、相关报刊阅览以及微信、微博、公众号等方式，开展精神卫生知识的宣传与教育。

（一）社区宣传与教育的内容

社区宣传的内容需结合当地居民的需求和相关主题日，如戒毒日、精神卫生日、助残日等进行宣传。宣传的内容既要浅显易懂，又要切合患者及家属实际生活，主要有各种类型精神障碍的症状、诊疗与防治，精神障碍患者的生活照料、心理支持、督促服药、安全防护、生活技能训练等，常见失眠、便秘、口干、视物模糊、四肢细小颤抖等副反应的处理，也可根据社区类型进行更精准的定位：如老年人失眠问题、更年期女性常见的情绪及心理困扰等。

（二）社区宣传与教育的基本流程

社区宣传与教育的基本流程主要包含活动前期的筹备阶段、活动进行阶段和活动结束阶段。

1. 前期筹备阶段

在前期筹备阶段，精神卫生社会工作者的主要工作内容有：进行需求调研、确定宣传与教育主题、协调人员、经费和场地问题、制订活动方案以及协调处理其他可能影响活动进程的因素。

（1）进行需求调研。精神卫生社会工作者需提前到社区了解社区人员构成，包含年龄层次、性别比例、平均文化水平等基本情况，尤其是社区内罹患精神障碍患者的基本情况；调查了解社区人员较为关注的健康话题有哪些；较为接受哪种宣传方式，文字类？图片类？视频类？讲座类？网

络类？义诊？了解既往采取的宣传教育方式和效果等。

（2）确定宣传与教育的主题。在前期需求调研的基础上，结合与社区、医院等相关人士的访谈资料，基本可以确定宣传或教育主题。如果在助残日、精神卫生日之际进行宣传教育，可以直接采用既定主题。

（3）协调人员、经费和场地问题。精神卫生社会工作者需提前协调好相关工作人员，明确工作人员数量及基本工作任务，确定经费来源是由上级拨付还是爱心企业资助等，场地选择应根据宣传或教育主题类型确定：侧重宣传类型的应选择人流量大的区域，涉及讲座的活动宜选择会议室、活动室等场地，并提前进行查看。如果参会人员中精神障碍患者较多，则首选较低的楼层，避免发生意外。

（4）制订活动方案。活动方案的内容应包含但不限于以下几方面：活动背景、主题、目的、时间、内容、基本流程、评估方法、工作人员及具体分工、经费预算、应急预案等。

（5）其他事项。前期调查的资料越详细，后期开展宣传教育的效果会越好；方案设计好之后，应与相关人员多次讨论并收集意见，不断对其进行完善，如果是多方合作，更要不断磋商；活动开始前，应该按照正式流程进行预演。

2. 活动进行阶段

活动进行阶段，精神卫生社会工作者的主要工作内容有：确定具体分工、现场控场、各类意外事件的处置。

（1）明确具体分工。在活动当天，精神卫生社会工作者应和到场工作人员一一核对，使在场人员明确整个活动流程以及各自职责，如有可能，安排1名熟悉整个流程的自由人，关键时刻迅速补位。活动开始之后，工作人员要严格按照分工开展工作，只有这样各个环节才能有条不紊地进行。

（2）现场控场。精神卫生社会工作者应综合考虑会场各方面情况，包括物资是否齐全、各个环节衔接是否顺畅、现场沟通与协调是否完善，以便更好地处理各类突发事件。如果人数较多，还应注意会场秩序的管理和控制，并密切关注参与者的表现，做好录音、录像以及拍照等工作。

（3）意外事件的预防。在会议现场，可能会发生各种意外情况，精神卫生社会工作者均需提前做好应急预案。如果现场人员过多，需安排相应的工作人员进行秩序维护，避免发生踩踏事件；若担心参与人员过少冷场，则可采取提前宣传、发放小礼品等形式吸引人员参加；担心有人突发疾病，则可以在工作人员中配备1至2名医护人员；提前准备好活动中可能用到的物品，如备用笔、电池等，并提前调试好话筒、音箱、投影仪等设备。

（4）其他注意事项。活动前一天，精神卫生社会工作者应提前去宣传场地进行布置和安排。如果有讲座安排，应提前进行电源和相关设备测试；如果安排精神科医师进行义诊活动，拍照的时候尽量从侧面或背面拍；在发放宣传资料时，可将睡眠、心理、社会工作服务等较容易被居民接受的宣传资料放至首页，类似精神分裂症症状与治疗等不易被大众接受的宣传资料放至下面，尽可能减少拒收的情况。

3. 活动结束阶段

活动结束阶段，精神卫生社会工作者的主要工作内容有：活动总结评估、各类经费报销、资料存档。

（1）活动总结评估。在社区宣传与教育活动结束之后，精神卫生社会工作者应及时对活动参与者进行口头或者问卷调查，询问活动效果，同时应组织参与人员召开总结会，对活动的各个环节进行回顾总结，梳理出可借鉴的经验和不足之处，向相关负责人提交总结报告。如果有必要，还可撰写宣传稿件，向相关媒体投稿进行宣传。

（2）各类经费报销。活动结束之后，要将各类费用明细及相关发票备好并按照顺序进行粘贴，送往相关科室进行报销。对于发票的相关事宜，提前询问财务科或者相关科室，明确开具发票的类型等。

（3）资料归整与存档。活动结束后，应将策划和实施方案、过程记录、活动总结、活动照片、通讯稿或者媒体报道等及时存档，纸质版和电子版均应进行保存。

（4）其他注意事项。活动结束之后，应及时对场地进行清扫，并对活动物品进行分类整理与回收。在邀请媒体进行采访报道时，如果受访者是精神障碍患者或者家属，必须提前沟通，并保护受访者隐私，宣传时采用匿名或者化名，发布图片或视频时面部要做遮挡处理。

二、精神卫生社会工作中的社区志愿服务

精神卫生社会工作中的社区志愿服务是指以精神卫生医务人员、社会爱心人士为主体的志愿者，自愿奉献自己的时间与精力，不以物质报酬为目的，在社会工作者的指导下，以积极的行动参与精神卫生社会服务，为精神卫生社会福利机构这一功能型社区、机构驻地所在社区内的精神障碍患者及其照顾者、精神障碍康复者等提供帮助，促进精神卫生社区社会工作的进步与发展。

（一）社区志愿服务的内容

精神卫生社会工作中的社区志愿服务，内容主要包括精神卫生社会福利机构内的文明引导、门诊助医、温情陪伴、手工制作、满意度测评，以及在社会福利机构或驻地社区内开展的健康教育等。

1. 文明引导

（1）有序乘坐电梯、步行通过楼梯。志愿者在精神卫生社会福利机构内引导就诊的精神障碍患者及其照顾者、福利机构工作人员等有序地乘坐电梯、步行通过楼梯。

（2）引导文明就医。志愿者在精神卫生社会福利机构内的挂号处、收费处、取药处、检验处等岗位维持秩序、保持安静的就医环境，安抚就诊的精神障碍患者及其照顾者的不安情绪、协助患者及其照顾者有序排队就医，进行无烟宣传和义务劝阻吸烟等服务，倡导无烟就医环境。

2. 门诊助医

志愿者在精神卫生社会福利机构内的门诊为精神障碍患者及其照顾者指引门诊各诊室的位置，为行动不便、不熟悉就诊环境的患者及照顾者提

供帮助，解释门诊诊疗、检查、手续办理的流程，解答就诊患者及照顾者的疑问。

3. 温情陪伴

志愿者为精神卫生社会福利机构内的精神障碍患者读书、读报，陪伴患者聊天，舒缓患者情绪，并向医务人员及时反馈患者的情况与需求。

4. 手工制作

志愿者设计、制作慰问卡、手工小物件赠送给在精神卫生社会福利机构内住院的患者，作为人文关怀的一部分，使患者身心愉悦。

5. 满意度测评

志愿者在精神卫生社会福利机构相关科室或部门的指导下参与机构内对门诊患者、住院患者及其照顾者的满意度调查。

6. 健康教育

志愿者协助医务人员在精神卫生社会福利机构内或其驻地社区面向精神障碍患者及其照顾者、普通民众开展精神卫生医学知识讲座、医疗信息咨询、发放健康教育资料等社区健康教育活动，倡导健康生活方式。

（二）社区志愿服务的基本流程

在精神卫生社区社会工作实务中，社区志愿服务的开展应以服务对象的实际需求为基础，遵循一定的程序和流程。

1. 调研与设计

社区志愿服务活动开展前，社会工作者需要通过实地走访、问卷调查、访谈等形式，向服务对象进行志愿服务需求的调查，通过调查确定志愿服务的内容，设计相应的志愿服务项目方案，上报上级主管部门并获得批准后方可正式展开服务。

由于精神障碍的特殊性，精神卫生社会工作者要坚持志愿服务项目设计兼顾志愿者的能力和服务对象的需求的原则，将接受志愿服务的服务对象依据病种或实际需求划分为不同的亚类型，服务项目中要有与服务对象有关的心理支持和社会支持。

2. 运行与管理

社区志愿服务开展过程中，精神卫生社会工作者扮演着指导者、协调者、管理者的角色，根据服务场域的实际、服务对象的需求，整合传统碎片式的志愿服务活动，将志愿服务划分为不同的项目，吸收和引进有相关领域的专业知识、有浓厚志愿服务兴趣的志愿者组建相应的项目团队，针对服务对象的需求开展相应的志愿服务项目。

在社区志愿服务开展初期，社会工作者依据个人专长和能够拓展的资源将志愿者资源划分为不同的类型，并与服务对象的需求相匹配，实现志愿服务具体领域的精细化和项目的结构化。服务开展过程中，社会工作者根据志愿服务计划把控志愿服务的进度，核查实际服务与计划服务的对应程度，填补服务供给与服务需求对接时存在的空隙，解决志愿者和服务接受者提出的问题。

3. 总结与完善

志愿服务项目结束之际，精神卫生社会工作者应组织总结评估会议。首先向志愿者及相关人员的付出和努力表示感谢；其次对参与的志愿者、相关医护人员、接受志愿服务的精神障碍患者及其照顾者、精神障碍康复者等进行问卷调查、访谈，收集其对志愿服务的意见和建议；最后发放志愿服务证明。精神卫生社会工作者在志愿服务项目实施完毕后将项目总结报告、宣传画册、服务记录等文档进行归档和宣传报道，同时形成书面改进意见上报精神卫生社会福利机构相关部门，建立健全志愿服务项目持续完善的良性循环体系。

三、精神卫生社区社会工作中的自助互助服务

精神卫生社区社会工作中的自助互助服务主要是指社区内的康复患者及主要照顾者在经过社会工作者的前期引导后，能够自发地、持续地通过自我组织、自我管理、自我帮助的方式，在疾病管理、支持网络建设、社区融入等方面进行自助与互助，从而使其更好地适应社区，恢复社会功能。

（一）康复患者的自助互助服务

精神障碍患者除了遭受病理性的痛苦外，外界的标签化也使其遭受着巨大的压力。这部分群体在接受社会工作专业服务之余，仍需联结起来，成立自助互助组织，通过彼此的相互分享，形成稳定的、长期的、有效的支持系统。精神卫生社会工作者可以挖掘部分康复期的患者，培养为社区内的"领袖"，使其发挥自身的潜能，带领精神障碍患者进行自助互助服务。常见的康复患者的自助互助服务包括以下几种。

1. "经验分享会"

社区内的患者在精神卫生社会工作者的协助下，自行组织有需要的患者召开分享会，邀请康复较好的患者为其他患者分享疾病体验、康复经验和心理调节等比较实用的技巧，交流彼此的经验和感受，降低病耻感的同时增强互相支持，使其有足够的能力与疾病同行。

2. "主题活动日"

社区内康复患者可以与精神卫生社会工作者合作，利用节假日、主题活动日等开展形式多样、内容丰富的主题活动。例如，在中秋节前夕，可由患者与精神卫生社会工作者共同举办"浓情中秋主题联欢会"。康复患者可以动员其他患者，发挥自身的优势与特长，共同完成相关活动。

3. "手工工作站"

社区内的患者可以依据其兴趣爱好自行开展各类手工活动，如折纸、丝网花、饰品、穿珠、手工皂等。精神卫生社会工作者可以协助其寻找有经验的康复师和手工爱好者，为其传授相关的制作方法，成品可由组员自行带走。手工活动可有效转移患者病态注意力，提升其创作自信心，手工皂、丝网花也可作为精神障碍患者康复后创业备选。

（二）照顾者的自助互助服务

由于精神障碍的特殊性和社会大众的偏见和歧视，患者及主要照顾者均承受着巨大的经济压力和心理压力，有的家庭成员甚至放弃工作专门照料患者。在精神卫生社会福利机构场域内，精神障碍患者的主要照顾者也需要加强联合，促进交流与分享。常见的照顾者的自助互助服务的内容有以下几种。

1. "经验交流会"

精神障碍患者的照顾者可以与精神卫生社会工作者相互合作，定期集合社区内的照顾者进行经验交流。比如，如何缓解照顾患者过程中产生的压力问题，家庭护理中有哪些注意事项，照顾精神障碍患者的实用技巧等。

2. "健康课堂"

精神障碍患者的照顾者可在社区内，邀请相关的医务人员进行健康宣讲，帮助照顾者了解安全防护、服用药物、健康生活、精神疾病等基本常识，使照顾者在照顾精神障碍患者的过程中也确保自身的健康与安全。

四、精神卫生社区社会工作中的其他服务

（一）社区照顾

精神卫生社会工作者可以整合医院内外的相关资源，为在社区康复的精神障碍患者提供全面的帮助：组织医护以及其他爱心人士进行探访，向主要照顾者传授精神障碍患者的家庭护理技巧；也可以联系高校或者其他组织的志愿者，在征得患者及家属同意的前提下，与社区社会工作者一同为患者及家属提供服务。

（二）社会倡导

精神障碍属于慢性疾病，需要长期的治疗和康复，但由于社会大众对疾病缺乏正确的认知，容易对患者及家属产生误解甚至歧视等，不利于患者的身心康复。而有效的接触可以增进理解，减少误会，精神卫生社会工作者可以通过宣传、讲座等形式增进居民对精神障碍的了解，也可借主题日等邀请居民与精神障碍康复者一起参加活动，既能增加康复患者的社会融入感，也为双方提供了交流与协作的机会，有利于居民减少甚至消除对精神障碍患者的偏见与歧视，在社区以及社会营造尊重、理解、友好的社会氛围。

（三）外展工作

精神卫生社会工作者可以与当地民政局、救助站、残联、综治委等密切联系，若发现流浪人员、"三无"人员中有疑似精神障碍患者时，及时介入并给予相应的治疗。

参考文献

1. 徐永祥，孙莹．社区工作［M］．北京：高等教育出版社，2004.

2. 吴宗友，卓美容．医务社会工作实务教程［M］．合肥：安徽大学出版社，2017.

第八章 精神卫生福利机构内的社会工作实务

福利机构一般指国家、社会组织和个人举办的，为老年人、残疾人、孤儿和弃婴等特殊困难群体提供养护、康复、托管等服务的机构。本章中的福利机构主要是指为精神障碍患者中的特困人员、流浪乞讨人员、低收入人群、复员退伍军人等特殊困难群体提供集中救治、救助、护理、康复和照料等服务的社会福利机构。

第一节 荣军精神障碍患者的社会工作服务

一、荣军精神障碍患者的定义

（一）关于荣军的定义

荣军是"荣誉军人"的简称，而荣誉军人一般是对伤病残军人的尊称。此处的伤病残军人主要是指服役期间因战、因公、因病致残的军人，不包括退役后因个人原因致病致残的退伍军人。

（二）关于荣军精神障碍患者的定义

根据"荣誉军人"的定义，荣军精神障碍患者是指在服役期间因公因战或者其他原因而罹患精神障碍的军人，是优抚对象中的特殊群体。

二、荣军精神障碍患者面临的主要问题及需求

（一）荣军精神障碍患者面临的主要问题

荣军精神障碍患者由于疾病特性、治疗康复环境等因素的综合影响，面临的问题不局限于某一方面或某一层次。

1. 自我认同感降低

荣军精神障碍患者由在军队服役到精神卫生福利机构接受治疗，从能够积极展现自身价值、自我认同感强烈的场景，到处处需要接受医护人员的照护，这种迥异的生活环境和身心状态之间存在较大落差。此外，由于疾病原因，荣军精神障碍患者在治疗康复期间无法自由离开精神卫生福利机构，导致许多荣军精神障碍患者认为自己成了家人和社会的负担，没有自我价值。

2. 参与社会活动机会少

在大多数精神卫生社会福利机构中，荣军精神障碍患者可参与的社会化活动较少，且形式相对单一，除了八一等特定节日组织的主题活动之外，荣军精神障碍患者与其他社会成员交流的机会较少。

3. 缺少情感支持与关爱

荣军精神障碍患者在部队患病后随即转到相应的机构内进行疗养治疗，大部分患者未婚未育，在长期的住院治疗和康复中，没有亲人陪同和照顾，缺乏来自家庭成员的关爱与情感支持。部分荣军精神障碍患者的家属因各种原因常年不探望患者，使患者的被抛弃感强烈。

（二）荣军精神障碍患者的需求

1. 心理疏导的需求

荣军精神障碍患者除了精神上的障碍，同时还存在不同程度的心理问题。在精神卫生福利机构长期以来的院舍照顾模式下，药物治疗、基本生活服务在提供给荣军精神障碍患者的医疗服务中占主要部分，加之荣军精神障碍患者过多依赖福利机构的规范化管理、自我效能感低下、个性化没

有得到充分的尊重和发展，且因自身残障条件的限制，普遍存在自卑心理、缺乏自信心、自我认同感较低、焦虑、孤独等负面情绪，导致荣军精神障碍患者消极被动地接受临床治疗、康复和生活照顾，极大地影响康复治疗的效果。因此，心理疏导的需求是荣军精神障碍患者面临的第一大需求。

2. 情感支持的需求

随着荣军精神障碍患者在精神卫生福利机构接受治疗照顾的时间的延续，来自家庭的支持会逐渐减弱，与家庭的联系主要通过家庭成员不定期的探访、不定期的电话通话来实现，来自家庭成员的情感支持较少。缺乏足够的情感支持，不利于荣军精神障碍患者的巩固康复，所以情感支持的需求成为继心理疏导之后荣军精神障碍患者面临的又一大需求。

3. 适度发展的需求

在荣军精神障碍患者生理层面的基本生活需求和治疗康复的医疗需求能够得到基本满足的状况下，他们的需求更多体现在心理和社会层面，如社会交往、社会参与与融入、自身价值的实现等。

三、荣军精神障碍患者社会工作的特点

（一）服务内容由医疗康复转为全人正常化发展

精神卫生福利机构或荣军医院内，由于受到疾病理论的影响，认为在服务中应以荣军精神障碍患者身体康复为主，"养好伤、治好病"是服务的共识。但对于荣军精神障碍患者来说，身体残障是既定事实，过于强调残障问题会导致荣军产生自卑感、无助感和低效能感。从优势视角看，荣军接受过严格的军事训练，基本素养、学习力和执行力较高，通过科学有效的引导，能使其激发自身潜能，发挥自身能力的同时也为社会作贡献。

（二）服务形式由封闭式走向半封闭半开放式

在目前的服务于荣军精神障碍患者的医疗机构中，对患者的管理通常采用封闭式的模式，这种模式虽然确保了管理上的便捷、方便了医护人员

对荣军精神障碍患者的照料、顾及了安全问题，但是，封闭模式阻隔了荣军精神障碍患者与外界社会的沟通和交流，阻断了外界社会对荣军精神障碍患者的良性刺激，使得患者在社会交往中处于不利的地位。在专业精神卫生社会工作介入荣军精神障碍患者的服务中，精神卫生社会工作者须依据精神科医师、护士、康复师等专业技术人员的综合评定结果，组织安排病情稳定、没有攻击性的荣军精神障碍患者在有照护人员协助的条件下与外界社会互动，恢复弱化的社会功能，重塑自身社会角色。

（三）服务目标由物质满足、医疗满足上升到物质、医疗和精神共同满足

在传统的为荣军精神障碍患者提供的服务中，病理性问题的解决和物质生活条件的改善，是优质荣军精神障碍患者服务的主要措施，但其心理和社会需求往往被忽视。精神卫生社会工作介入荣军精神障碍患者的治疗康复服务，提倡并施行对荣军精神障碍患者的心理疏导和精神生活的关注、支持和满足，通过定期开展娱乐休闲活动，充分利用社会资源，丰富荣军精神障碍患者的精神生活，从服务目标上满足荣军精神障碍患者的物质、医疗需求为主的照顾转为物质需求、医疗需求和精神需求并重的照顾。

四、荣军精神障碍患者社会工作的主要内容

（一）建立联动系统，有效回应荣军精神障碍患者需求

在社会福利机构内参与住院治疗康复的荣军精神障碍患者，常因自我病耻感严重、专科医疗资源不足、家庭及社会支持系统匮乏等原因，导致其在治疗康复期间整体恢复周期较长、病情反复、社会功能退化严重等。因此，精神卫生社会工作者通过联动荣军精神障碍患者家庭、精神卫生社会福利机构、退役军人事务部门、残联等建立患者联动服务系统，在其基本信息的基础上补充患者的支持系统、病情稳定性和需求等信息，当荣军精神障碍患者在某方面有需求并提出求助时，联动系统可以回应并调动系

统中对应的专业力量，给予荣军精神障碍患者合理的需求回馈。

（二）整合多方资源，促进荣军精神障碍患者健康管理

影响荣军精神障碍患者康复的最大障碍是病情的稳定性，这不仅需要患者养成良好的服药习惯，还需要患者和家属对精神障碍有正确的认识，保持健康积极的心态。因此，针对住院治疗的荣军精神障碍患者的健康管理服务，需要精神卫生社会工作者整合精神科医生、护士、心理咨询师、康复治疗师等专业团队共同开展。

（三）实务工作介入，满足荣军精神障碍患者的多元需求

1. 提供关爱与人文关怀

相当多的荣军精神障碍患者由于年轻服役时致病、后期病情及年龄等因素而未能组建家庭，在康复治疗中会有孤独、自卑等负面情绪，再加上长期处在相对封闭的环境中，个体身心健康存在着不同程度的问题。精神卫生社会工作者可以运用个案工作方法、小组工作方法介入，有时仅是陪伴，便可以协助荣军缓解心中的压抑，使其精神得到慰藉，并感受到精神卫生社会工作者的关心。

2. 提高自我认同感

精神卫生社会工作者通过加强与荣军精神障碍患者的交流，建立充分的相互理解和信任的关系，鼓励荣军精神障碍患者表达自己的感受，耐心倾听他们的诉说，认可他们为国家所作出的贡献，协助其舒缓自身不良的心理，同时详细了解家庭社会关系、分析心理状态，从优势视角出发，挖掘荣军精神障碍患者身上的优势资源与潜在能力，采用暗示、鼓励等方法帮助荣军精神障碍患者转移生活目标、坚定意志，鼓励其多与其他康复较好的荣军精神障碍患者交流，相互支持。

3. 扩大社会交往范围，增加社会支持力度

精神障碍及其药物的使用，在一定程度上会影响到精神障碍患者自身免疫系统正常功能的发挥，降低机体对疾病的抵抗力，因此，除了得到医护人员的关心、家庭成员的支持之外，荣军精神障碍患者还需获得社会支

持。精神卫生社会工作者可为荣军精神障碍患者开展小组活动，或者采用社区工作方法，通过举办宣传活动，增加社会支持与关注度，倡导和动员周边学校以及社区定期对荣军精神障碍患者进行慰问和帮助，使荣军精神障碍患者多与社会接触，进而使其扩大社会交往范围。

4. 社会工作者和志愿者联动服务

精神卫生社会工作者通过整合机构内外热心公益活动力量，汇聚志愿服务力量，把社会工作的服务理念和方法融入日常生活照顾服务中，实践"生理－心理－社会"医学模式，充分调动志愿者的力量，协助荣军精神障碍患者强化社会支持网络，改善荣军精神障碍患者心境，提升其生活质量。

五、荣军精神障碍患者社会工作的主要模式

（一）工疗康复模式

工疗即工作治疗，精神卫生社会工作者可以通过设计、组织、运作精神障碍患者工疗康复的项目，实现深度参与荣军精神障碍患者的康复治疗。在工疗康复的模式框架里，精神卫生社会工作者的主要工作包括：组织荣军精神障碍患者中的精神分裂症、智障患者、心境障碍患者等慢性精神障碍患者，在药物治疗的同时进行工作治疗，使荣军精神障碍患者从事一些简单安全的生产劳动，如糊信封、穿珠、简易包装等，并根据每人成品的数量和质量给予一定的报酬，提升荣军精神障碍患者的自信心和价值感。有条件的精神卫生福利机构或荣军医院，可以开辟专门的土地，施行农疗康复。

（二）教育康复模式

教育康复是通过教育与训练的手段，提高精神障碍患者的素质和能力。这些能力在精神障碍方面具体表现为日常生活的操作能力、职业技能以及适应社会的心理能力等。

教育康复模式的表现形式之一是教育性小组。在面向荣军精神障碍患

者开展社会工作服务时，精神卫生社会工作者以增强荣军精神障碍患者习得技能为目的，帮助其获取更多的知识以及学习更复杂的技巧，并通过教育小组的互动和讨论来增强荣军精神障碍患者的态度和能力。

荣军精神障碍患者教育小组的组织者和领导者一般是精神卫生社会工作者或相关领域的专家。常用的教育小组有：智能电子产品学习小组、药物服用自我管理学习小组、自我照顾基本技能学习小组、各类手工技能小组等。

精神卫生社会工作者通过教育康复的形式，教授给荣军精神障碍患者自我照顾、自我生活的基本技能，教授给荣军精神障碍患者按时主动、规律服药的用药技能，教授给荣军精神障碍患者与社会成员交往互动的基本技巧、注意事项和心理准备等信息，丰富荣军精神障碍患者的康复治疗生活，为其回归社会夯实基础。

第二节 "三无"及流浪人员中精神障碍患者的社会工作服务

在精神障碍患者这一群体中，"三无"及流浪人员中的精神障碍患者是较为特殊的一部分，尤其是在精神卫生社会福利机构的医疗救治工作中，如何有效地解决好与"三无"及流浪精神障碍患者相关的问题，是福利机构管理部门或精神卫生医疗机构管理者面临的严峻问题。

一、"三无"及流浪人员中的精神障碍患者的界定

（一）"三无"精神障碍患者

"三无"精神障碍患者是指无劳动能力、无生活经济来源、无法定赡养人、抚养人或者扶养人的精神障碍患者。

（二）流浪精神障碍患者

流浪精神障碍患者一般指流浪乞讨人员中患有精神障碍，且无固定生

活来源、无劳动能力、无法定赡养、抚养、扶养义务人的个体。

二、"三无"及流浪精神障碍患者面临的主要问题及需求

（一）"三无"及流浪精神障碍患者问题复杂且诊疗不易，需要社会工作介入厘清问题并整理信息以供后续诊疗

大部分流浪人员中的精神障碍患者因在一定的时期内露宿街头，导致饮食不规律且缺少营养、原发疾病延误并多伴有并发症。入院时往往情况紧急，因无家属陪同，语言表述不清甚至语言功能丧失，医护人员无法得知发病时间、病情进展及既往就诊情况，加之有些患者不配合治疗，导致医护人员诊治的难度加大。而且一般情况下患者入院时没有基础的相关检查数据，只能以入院时的生命体征判断病情，使得诊断过程易受表象影响，医护人员对病情评估容易出现偏差，可能引发医疗纠纷、医疗事故。精神卫生社会工作者可以介入医疗服务，在临床诊断和临床治疗开始前先行与"三无"及流浪精神障碍患者接触，或者与救助管理部门、公安部门等积极沟通，了解关于患者的详细信息，为后期诊疗整理收集信息。

（二）"三无"及流浪精神障碍患者的支持系统缺乏或不完善，需要社会工作者采取措施建立或修补社会支持体系

"三无"及流浪精神障碍患者长期脱离家庭或无家庭成员一起生活、脱离社区、脱离单位，缺乏来自家庭环境、社会环境的支持，存在心理障碍、过激行为、被动依赖等情况，极易导致临床诊疗康复无法按计划开展。同时在治疗康复的过程中，面临着无家属、亲友陪侍等情况，不利于病情的康复痊愈。精神卫生社会工作者可以嵌入针对"三无"及流浪精神障碍患者的医疗服务中，通过链接相关社会公益组织以及招募志愿者等方式，对"三无"及流浪精神障碍患者进行对接帮扶，补充或完善其支持体系，加强心理支持与社会支持。

（三）针对"三无"及流浪精神障碍患者的医疗救助缺乏稳定性与持续性，存在多重困扰

目前，我国开展的针对"三无"及流浪精神障碍患者的医疗救助方案基本以重急性疾病为主，按照一定标准减免患者的医疗费用，对于患者出院安置的救助性费用尚未真正启动，预防性救助缺乏且未惠及"三无"及流浪精神障碍患者。精神卫生社会工作者可以链接或拓展救助资源，通过借助专项公益基金、爱心捐助等渠道为"三无"及流浪精神障碍患者筹集救助资金，使其在系统治疗和康复后，可以根据其身体和精神状况，从事简单的手工制作或其他力所能及的劳动。

（四）"三无"及流浪精神障碍患者出院后的跟进服务难以开展

流浪人员精神障碍患者由于没有身份证明、没有家属陪护，因此结束临床诊疗后的跟进服务较为困难。一般而言，精神卫生社会工作者对"三无"及流浪精神障碍患者的介入主要是为患者制订出院后计划并协调后续服务，协助寻找家属及联络出院返乡及安置问题。在寻找家属和进行联络时，精神卫生社会工作者需积极与公安部门、民政部门、媒体机构、救助机构等部门和机构联系，一起为安置"三无"及流浪精神障碍患者作出努力。

三、社会工作介入"三无"及流浪精神障碍患者的服务

（一）康复基地模式下社会工作服务

精神障碍和其他躯体疾病的区别在于，精神障碍具有较高的致残率，且精神障碍患者通常面临着不具备长期住院治疗的条件、社会氛围不友好、就业难度大、社会融入率低等问题，所以，建立康复基地作为对康复期的"三无"及流浪精神障碍患者回归社会进行过渡安置的平台极为重要。对于在康复基地参与康复工作和生活的精神障碍患者，一方面，精神卫生社会工作者可以指导精神障碍患者遵照药物治疗方案进行药物巩固治

疗；另一方面，精神卫生社会工作者可以开发设计职业技能训练项目，比如种植、简易加工、汽车清洗与保养等轻体力劳动，培训"三无"及流浪精神障碍患者掌握一定的生活技能，为"三无"精神障碍患者回归社会打好基础，为无家可归的流浪精神障碍患者提供正常生活的庇护场所。

（二）个案管理服务

1. 建立关系与需求评估

在个案管理服务中，精神卫生社会工作者的主要角色是协助服务对象获取所需资源，将服务对象与资源相链接，因此，与"三无"及流浪精神障碍患者建立彼此信任的关系、帮助"三无"及流浪精神障碍患者认识困难和需求，是精神卫生社会工作者实施个案管理的前提。

专业关系建立之后，精神卫生社会工作者需要对"三无"及流浪精神障碍患者进行评估，包括需求评估和资源评估。从"三无"及流浪精神障碍患者的需求是什么、可以使用的内外部资源有哪些、使用资源的困难有什么等方面了解"三无"及流浪精神障碍患者。

2. 干预计划与资源整合

在需求评估之后，精神卫生社会工作者需要根据"三无"及流浪精神障碍患者的需求确定服务目标，列出系统的干预计划和可获得的资源，根据具体的服务需求对资源进行筛选。同时建立档案，为干预计划提供依据。

精神卫生社会工作者与"三无"及流浪精神障碍患者进行充分沟通后，双方就问题的目标和解决方向达成共识，帮助"三无"及流浪精神障碍患者制定服务目标。比如，整合相应资源，协助"三无"及流浪精神障碍患者申请社会救助资源（政府救济资金、基金会资助等），改善患者的经济状况；与"三无"及流浪精神障碍患者共同探讨、规划、制订出院后康复、工作、生活计划，为回归社会做好准备。

精神卫生社会工作者向"三无"及流浪精神障碍患者介绍各项救助政策和具体规定，并协助其在救助标准内申请救助。需要注意的是，有些

"三无"及流浪精神障碍患者习惯了享受救助，认为自己得到的救助是理所当然的，争取资源有主动性但不够理性。精神卫生社会工作者在为这部分群体服务的过程中，要警惕不合理的需求，并逐步纠正其非理性的认知。

3. 结束关系与跟进回访

随着精神症状得到控制、病情稳定或症状消失，"三无"及流浪精神障碍患者面临结束治疗并接受院外安置的现实。精神卫生社会工作者可协助患者梳理服务过程中的改变和成长、分析将来可能要面对的困难和处理问题的方式。如有条件，精神卫生社会工作者可对其进行跟踪回访，在力所能及的范围内继续为其提供协助，并针对需求提供转介服务，引导其积极面对生活。

（三）病患自助互助模式服务

精神卫生社会工作者在协助"三无"及流浪精神障碍患者解决个体问题时，还应注重患者间的协作，即促使具有相同或相似经历的服务对象相互支持。具体表现为病患互助支持服务的开展和互助支持网络的建设：精神卫生社会工作者通过组织同质性的病患小组活动，为病患提供与疾病治疗有关的心理辅导、人际沟通、健康宣教、权益维护、照顾支持等辅导；鼓励支持处于病情稳定期的"三无"及流浪精神障碍患者组成互助帮扶小组，促成"三无"及流浪精神障碍患者在康复治疗生活中学会自我照顾和照顾他人的技巧，发展病友之间的自助互助能力，加强患者之间的相互支持，增强患者对自我价值感的体验，促使患者在互助组织中获得更多的正能量。

第三节　精神卫生领域中医患关系的社会工作服务

随着患者及其家属的自我保护意识不断增强，而相关法律制度的不完善，导致医患关系日益紧张，医疗纠纷事件也时有发生。精神卫生领域服务的精神障碍患者自知力缺乏、不能辨认或不能完全辨认自己的行为，致使医患关系相对特殊。在精神卫生医疗活动中，如何防范医疗纠纷、保护医患双方的合法权益，成为精神卫生医疗机构管理者及所有医务人员需要共同面对和重视的问题。

一、精神卫生领域医患关系与其他医疗领域的区别

（一）精神卫生领域医患关系的特点

1. 医患关系建立是被动的

在非精神卫生领域的其他临床医疗领域内，患者因躯体病理性的问题及生理上的痛苦或困扰，有着较为强烈的向医护人员诉说病情的动机，此前提下的患者对医生是有依赖性和合作性的，因此呈现出的医患关系是主动型医患关系；在精神卫生领域，大多数精神障碍患者对自身的病情没有足够的自知力，甚至不承认患病的事实，进入医疗机构接受治疗有一定的被强迫性，患者在与医护人员交流病情的过程中是被动的或者非合作的，因此呈现出的医患关系是被动型医患关系。

2. 医患关系建立是强制性的

在非精神卫生领域的其他临床医疗领域内，患者急于解决自身的病理性问题，会主动遵医嘱治疗，而精神卫生领域的患者大部分是非自愿且拒绝接受治疗的，因此精神卫生领域医患关系的建立呈现出一定程度上的强制性。

（二）精神卫生领域医患关系中医疗纠纷的表现

1. 因出入院问题引发的医患纠纷

引发出入院医患纠纷的因素包括患者在出入院过程中的程序或手续问题、强制住院问题等。尽管新的精神卫生法明确要求住院实行自愿原则，设定了非自愿治疗的条件，并规定："若要对精神障碍患者实行住院治疗，必须满足两大条件：就诊者被诊断为严重精神障碍患者，并且已经发生伤害自身/他人安全的行为，或者有伤害自身/危害他人安全的危险。两者必

须同时满足，缺一不可。"但是在实际精神障碍患者就诊治疗过程中，精神障碍患者被照顾者或公安部门强制送医的先决条件的判定并不精确，所以会导致精神障碍患者在病情稳定、意识清楚后对精神卫生医疗机构提起诉讼的情况，从而产生医患纠纷。

2. 住院精神障碍患者发生意外产生的医患纠纷

其一是住院精神障碍患者死亡引发的纠纷，包括合并躯体疾病导致的死亡、自杀死亡、被其他患者伤害死亡、跌滑倒导致颅脑外伤致死等；其二是住院精神障碍患者受伤引发的纠纷，包括自伤、被其他患者打伤、意外受伤、保护性约束导致的受伤、坠床、行走或如厕时突然跌倒摔伤等；其三是住院精神障碍患者外逃及外逃后在院外发生意外伤害引发的纠纷，包括文娱活动及做辅助检查时外逃、照顾者或亲友探视时外逃等；其四是住院精神障碍患者伤害他人引发的医患纠纷，如精神障碍患者在幻觉、妄想等病态支配下伤人及在住院中相互冲突斗殴伤人引发纠纷。

二、精神卫生领域中医患关系的社会工作实践

（一）理顺患者方与医疗机构方之间的关系，促进双方的沟通

精神卫生社会工作者介于医生与患者之间，凭借其医学与人文相结合的知识结构优势，为医生提供患者个性特征、成长经历、家庭情况等信息，同时为精神障碍患者和照顾者提供相关的医疗资讯，补充其欠缺的医学信息，在医患之间架起沟通桥梁，弥补信息的不对称，从而使医患之间沟通顺畅。

（二）为患者及照顾者提供社会心理照顾

一般而言，在诊疗过程中，医护人员较关注患者的生理及精神问题，而对其他方面则关注不够。患者在就医过程中会产生各种各样的社会心理问题，如对诊断治疗的担心、医患沟通障碍、就医不顺畅的烦恼、经济的压力、社会角色的担忧等，这些不仅影响治疗方案的实施和治疗的效果，还易引起医患矛盾。

精神卫生社会工作者可以为患者及其照顾者提供心理辅导和情绪支持，协助患者及其照顾者疏导疾病和医疗过程中的心理和情绪问题，提供入院、转院和出院等计划、协调、安排及其他具体服务，解决实际困难，扩展有利于患者及其照顾者应对疾病、失能等方面的社会心理调适工作，提高患者的适应能力。

(三) 协调医疗团队内部的职责分工和成员沟通，协助医疗团队的运行

精神卫生社会工作者是医患关系、护患关系、照顾者与医务人员关系的协调者，同时也是医疗团队间冲突的协调者。随着医学高新技术的发展，医学专业分工日益细化，要让精神卫生医疗机构的医护人员同时精通精神医学、心理学、社会学等多门知识是不现实的。精神卫生社会工作者的重要职能之一是协助精神卫生医疗团队运行顺畅，如厘清精神科多学科团队成员的职责角色、协调团队成员了解自己的情绪感受，学习有效的方法为患者及其照顾者提供服务等，使医疗团队整体有序地开展工作。此外，精神卫生社会工作者协同配合医疗机构组织医务人员、患者学习有关的法律法规、加大法制宣传教育的力度，使医患双方知晓各自的权利与义务，增强法律意识。

(四) 规范医疗投诉接待和处理流程，处理医患纠纷

健全的医患纠纷处理模式能够提高精神卫生社会工作者的工作效率，有效防止医患纠纷的扩大，是构建和谐医患关系中不可缺少的环节。因此，精神卫生社会工作者在医疗机构内部除了注重营造医患和谐的氛围之外，也应规范精神卫生医疗机构内部的医疗投诉接待和处理流程，积极协助医疗机构探索一套行之有效的医患纠纷处理模式。

当医患纠纷发生时，精神卫生社会工作者主要的任务包括提供情绪疏导（包含医务人员和患者及其照顾者）、协助医疗机构决策。在医疗纠纷发生期间，医患双方会产生许多负面情绪，此时作为医疗纠纷事件调解者之一的精神卫生社会工作者，最主要的就是运用同理心倾听医患双方的感受，在适当的时机给予情绪安抚和支持，缓和可能引发进一步冲突的负面

情绪。最后，在医疗纠纷发生时，医疗机构根据自身制定的解决机制召开小组会议或医疗纠纷处理委员会处理医疗纠纷，在决策时精神卫生社会工作者应提供一线的资料，包括患者及照顾者的需求、情绪等，让医疗机构做好面对患者及其照顾者的准备。同时，医疗纠纷解决之后，精神卫生社会工作者检讨医疗纠纷事件处理过程、分析整理医疗纠纷事件，针对医疗事件的发生原因、处理过程、经验教训等做好研究和记录，起到预防医疗纠纷事件发生的作用。

三、精神卫生领域中医患关系的社会工作具体方法

引发精神卫生领域医患关系紧张的因素既有客观方面的，也有主观方面的，根据诱发因素，精神卫生社会工作者在介入改善精神卫生领域医患关系的具体方法可总结为"三大行动"，即预防行动、补充行动和调解行动。

（一）预防行动

预防行动的受众主要是社会大众和住院患者及家属。精神卫生社会工作者在日常医疗机构工作的过程中，总结容易造成医患冲突的信息、因素，针对诱发因素设计面向社会普通大众的宣教知识（诸如科学看待医疗行为过程中的风险和问题等），并利用新媒体渠道、实地健康教育课堂等传播渠道进行社会化宣教和倡导，增加社会大众对基本精神医疗信息、知识和医疗行为的认识和理解，减少因不解、误会或缺乏资源等而加剧医患间的矛盾。

精神卫生社会工作者协助接受院舍治疗的患者做好疾病心理适应，通过日常查房、定期与不定期与住院患者沟通等方式及时发现易产生医患纠纷的问题，开展医患关系活动，搭建医患沟通的媒介，增强医患之间的相互理解与支持，消除医患双方的误会、缓和矛盾，寻求合理及有效的解决方法。

（二）补充行动

补充行动亦称补救行动。针对已经发生的医患纠纷或矛盾，精神卫生

社会工作者通过分析、聚焦焦点人物和问题等技巧进行介入处理，就医患双方对解决问题的意向和共识进行合理化分析，依据分析结果征求双方的意见并采取对应的措施，从而达到对医患纠纷或冲突的合理化补救。

（三）调解行动

在现有的实践中，精神卫生社会工作者在医患纠纷调解场域的作用相对较弱。精神卫生社会工作者参与医疗纠纷调解的处理事件，一方面要了解患方的诉求以及在事件过程中，身体、心理和社会层面的需求、影响，另外一方面要了解医疗机构对处理事件的态度和流程，努力促使医患双方依理、依法、依情解决问题。

第九章 精神卫生多学科诊疗服务

由于精神障碍患者问题的复杂性和需求的多样性，精神卫生社会工作者在为其提供服务时，往往需要与其他专业技术人员进行协商合作，共同为精神障碍患者提供全面的、多方位的服务和支持。因此，在精神卫生领域，多学科诊疗服务极为重要。

第一节 多学科诊疗概述

一、多学科诊疗概念

多学科诊疗（Multidisciplinary Team，MDT）是临床多学科的工作团队，是由来自两个以上的相关学科组成固定的工作组，强调以某一系统疾病为中心的多学科协作，通过定期会议的形式，提出适合患者的最佳诊疗方案，继而由相关学科单独或多学科联合执行该治疗方案。

二、多学科诊疗在国内外应用情况

多学科在国外的大型医院已经成为疾病治疗的重要模式，尤其是在肿瘤治疗领域，欧美国家重要的肿瘤治疗中心，均建立了 MDT 治疗工作模式，通常包括肿瘤外科、肿瘤内科、介入科、放疗科、影像科、病理科及护理团队、基础研究团队。通过这种多学科专家组协作诊疗模式，实现了以患者为中心、以多学科专家组为依托的有机结合，保障患者得到规范、个体化的诊疗方案。

多学科诊疗近年来在国内被广泛应用于医学临床工作中，包括糖尿病、心血管疾病、阿尔茨海默病、癌症等疾病的治疗干预。另外，营养、健康教育、心理健康、社会支持等因素均被纳入干预，并有大量研究显示，多学科诊疗效果显著，对疾病的结局有所改善。

医学模式从生物模式向生物－心理－社会模式转变，新模式要求运用多学科专业团队，在不同情境下处理医学问题，以满足患者多样化的诊疗需求。在精神卫生临床工作中，精神障碍患者及家属面临着因疾病而导致的长久的身心痛苦、巨大的经济负担、社会偏见与歧视等多方面压力，服务对象的实际需求要求实行多学科诊疗，以实现最优的个性化全程化诊疗，提升患者和整个家庭的生活质量。

中国精神卫生领域已有先驱者开始了多学科的实践探索，例如姚贵忠团队在北大六院进行的重性精神疾病个案管理的实践探索。个案管理是一种管理性照护方法，是在多学科之间的协调和合作之下，以个案为中心，提供满足其多重需求的社会服务，最终达到符合成本效益原则和质量兼顾的目标。个案管理亦是通过多学科协作提供服务，不同的是这里的个案管理是在社区照顾的基础上开展的，而多学科诊疗更侧重临床诊断及治疗，在后期追踪上不如个案管理。详细经验和做法可以参考姚贵忠所著的《重性精神疾病个案管理》一书。近年来深圳市也开始构建重性精神疾病三级防治体系，并开展了多部门的联合行动，大力发展精神卫生社会工作，从培训人才到配备资金、引入主动式社区治疗模式（ACT）。

山西省荣军康宁医院在2013年开始多学科诊疗服务的探索，精神卫生社会工作者作为主要团队成员参与多学科诊疗。多学科诊疗团队先后在男性封闭病房、女性封闭病房、有家属陪侍的开放病房进行了实践研究。目前基本形成了多学科诊疗模式，明确了人员配置和要求、工作流程和职责等内容。

第二节　多学科诊疗的流程与机制

多学科诊疗模式与传统诊疗模式相比，改变了患者被各学科"拆分"

的就医模式，开启了由专业人士联合对患者进行整体评估、诊断并给出个性化诊疗方案的全新时代。多学科诊疗模式带给患者的是便捷、专业、全面、全程的个性化服务，极大地提高了医疗诊断效率、优化了诊疗服务水平。

精神卫生多学科诊疗服务，是指医疗、护理、康复、心理、社会工作等相关学科各自抽调人员组成固定工作团队，针对精神障碍患者及家庭，通过定期会议形式，提出适合该患者的最佳诊疗方案，并由相关学科单独或多学科联合执行该治疗方案。除了精神卫生社会工作者之外，专业人士还可以包括医生、护士、康复治疗师、心理治疗师、营养师、药剂师、患者的主要照顾者等，可根据机构的学科设置进行安排，但需要基本满足患者生理、心理、社会等方面的需求。

精神卫生多学科诊疗具体是指患者在整个住院期间由医生、护士、康复治疗师、心理治疗师、社会工作师组成的多学科团队给予其全程、全面的个性化诊疗服务。为了更好地帮助患者康复，多学科诊疗对象包括患者及其主要照顾者。服务内容包括入院的多学科评估、临床治疗、护理服务、康复治疗、心理治疗、社会工作干预、中期评估、出院评估、适时的院外追踪等。

一、多学科诊疗服务内容介绍

（一）患者住院初期

多学科评估是指在入院时（通常为入院第一天，特殊情况下为入院第一周）由主管医生通知主管护士、康复治疗师、心理治疗师、社会工作师，团队成员要求随叫随到，集体会合后开始与服务对象及其家属进行首次谈话。多学科团队结合评估结果与患者及家属的意愿决定是否参与多学科诊疗服务，在征询同意后签订服务协议。首次评估会对患者的病情、个人成长历史、个人自理能力、康复可能的方向、心理治疗需求及要求、社会支持系统、家庭经济能力等作出评估。

首次团队查房（入院第二周），多学科团队集中对入院患者展开查房工作。查房中由主管医生报告患者病情及药物治疗等方案，主管护士报告患者日常自我照顾情况等，其他成员根据收集到的患者相关资料，提出初步的干预方案。多学科团队集中讨论患者情况，最后整合各方建议提出适合该患者的多学科诊疗方案。

（二）患者住院中期

患者的病情在服药、日常护理的帮助下逐步控制，情绪基本稳定后根据患者的个人情况，结合个人兴趣爱好和意愿参与康复治疗活动，包括音乐治疗、认知治疗、药物处置训练、社交技能训练、舞蹈治疗、手工治疗、绘画治疗、阅读治疗等；结合患者心理方面的困扰，开展相应的心理治疗；结合患者的家庭及其他情况，开展政策咨询、经济救助、家庭辅导、资源链接等社工服务。

每周多学科诊疗团队成员会固定查房，并互通患者的情况，根据患者病情和情绪变化适时调整服务方案，为患者提供最优的个性化服务，并做好相应的评估工作。

（三）患者住院后期

经过一段时间的诊疗，患者情况渐趋稳定，多学科诊疗团队从各自角度对患者进行总结性评估，并给出出院后的指导建议。一般而言，通常在患者出院前的团队查房中对患者进行集体的出院计划沟通，包括服药计划、个人生活照料计划、职业工作计划、家庭成员相处计划等方面，为患者出院后康复奠定好的基础。这些计划通常可由主管医生或护士和精神卫生社会工作者负责向患者家属传达，由家属在出院后监督患者执行。

（四）患者出院后

为帮助患者更好地康复，做好追踪服务，以提高患者的依从性，预防复发，在患者出院后由主管医生负责院外随访工作，主要为电话指导用药、康复等情况，并了解出院计划的落实情况。

二、多学科诊疗团队成员及其工作职责

（一）医生

领导多学科团队、主持多学科团队例会和精神障碍的诊断和治疗。督导其他成员在服务中遇到的医学问题，负责患者出院后的随访工作。

（二）护士

负责各项护理计划的实施，进行院内健康宣教，提高患者生活自理能力。

（三）康复治疗师

结合患者本人的兴趣爱好，负责对患者的生活、社交技能和职业技能的训练和指导。

（四）心理治疗师

负责对患者各类心理和行为问题的系统干预。

（五）社会工作师

对患者进行情绪疏导及陪伴；提供其所需的专业服务，充分挖掘、协调院内外各种资源，为患者及家属提供各项政策甚至实物支持。

三、多学科诊疗团队工作机制

（一）团队查房

每周固定两天上午，多学科团队成员需集体开展查房工作。集体查房工作中对多学科诊疗的每个患者进行初期、中期、后期的评估及干预情况的汇报，确保信息互通有无，以及交换干预建议，适时调整干预方向。

（二）案例讨论会

定期针对多学科诊疗的案例开展个案会议，由主要负责成员进行案例

汇报，其他成员给出学科建议，形成对案例后续干预的调整方案，同时也为主要负责成员提供干预建议。

（三）学习培训

定期针对多学科团队诊疗需要提高的业务能力进行学习培训，包括外出学习、内部培训等，提升多学科团队的合作意识、业务能力以及增加各学科间的相互学习和理解，为团队协作奠定基础。

第三节 精神卫生社会工作在多学科中的定位及功能

一、精神卫生社会工作者嵌入多学科诊疗团队的建议

社会工作作为一门新兴专业出现在原有医疗体系中，更好地满足了全人服务的需要，然而如何能够"嵌入"原有的服务链条，并与原有链条和体系配合起来运行顺畅是精神卫生社会工作首先要解决的问题。精神卫生社会工作的嵌入需要一些条件，也需要创造一些条件，总结起来有"五个需要"可帮助精神卫生社会工作者融入服务体系中，并发挥专业效能。

（一）嵌入需要行政支持

精神卫生社会工作者融入多学科团队时，需要行政力量的帮助。首先，精神卫生社会工作岗位的设置是行政支持落地的最重要体现之一。其次，当新生事物出现时，需要获得合法性，合法性重要的来源之一就是行政要求。最后，在多学科团队的嵌入中，精神卫生社会工作者也需适时地影响行政力量，向领导宣传精神卫生社会工作，使其了解精神卫生社会工作的必要性和重要性，并持续支持精神卫生社会工作。

（二）嵌入需要时间

在精神卫生社会福利机构加入全新的社会工作专业，可能会对原有的

医疗生态系统产生影响，需要重新建立医疗服务体系并保证运行顺畅，所以要想完成嵌入过程需要长期的努力。精神卫生社会工作在嵌入途中出现反复和倒退、遭受质疑和批评是正常的，甚至由于原有系统的顽固，嵌入极有可能以失败而告终，这些均注定嵌入过程是曲折的，需要精神卫生社会工作者做好充分的思想准备和长期奋斗的准备。

（三）嵌入需要主动

主动式嵌入才能产生效能，精神卫生社会工作者作为新力量，不能被动等待系统接纳，更要学会主动出击。精神卫生社会工作者可向其他成员主动宣介社会工作的相关知识，并向其他成员提供有关心理社会问题的知识。精神卫生社会工作者可主动融入多学科团队，并持续更新与实务领域相关的知识，且对其他专业人士表示尊重与认可。

精神卫生社会工作者需要知道，服务对象通常不会特别地向卫生系统提出社会工作服务需求。相反，他们会提出包含生理－社会成分的医疗需求。同样，熟悉生物－心理－社会医学模式中的生理特性是精神卫生社会工作者的责任。精神卫生社会工作者必须掌握有关的医疗常识和术语知识，以便和患者及其家属讨论问题时能更具专业性，这也是主动嵌入的基本要求，可以帮助精神卫生社会工作者全程参与精神障碍患者诊疗团队的工作。

（四）嵌入需要磨合

嵌入的过程是需要反复磨合的，新生事物的加入会扰动原有的生态系统，各专业好像齿轮一样运作，精神卫生社会工作的加入好比多了一个齿轮，需要不断磨合才能与原系统匹配并保持良好的运作。

多学科团队合作初期可能由于角色和任务的模糊而产生沟通合作上的障碍，而不同的价值观和关注点也可能使不同学科之间产生争执。不同学科的临床工作者带来了他们各自对于家庭、疾病和残障的不同观点和责任，医生和护士拥有充足的医疗技术信息，他们需要运用技术眼光从医学治疗角度去帮助患者，通常会难以决定在医学中哪些是心理－社会层面的重点，这些都是精神卫生社会工作者可以去嵌入及磨合的方面。多学科嵌入过程中需不断明确各自的职责和进行清晰的任务划分，这样才可以建立起互动良好、运行顺畅的新机制。

（五）嵌入需要灵活

多学科团队诊疗互相配合，需要将彼此的工作职责和任务划分清晰，但同时也要能够灵活变通，互相支持与帮助，以及时回应患者的多元化需求。此外，在不同的机构或社区工作时，可根据当地实际情况调整不同学科间的工作职责，社会工作负责的部分也可以有所变化，在逐步探索中形成适应当前发展阶段、当地发展水平的服务模式。

二、精神卫生社会工作者在多学科团队中的功能及角色

精神卫生社会工作者在精神卫生多学科诊疗团队中应明确自己所能发挥的功能与角色，大致可分为三类。第一类社会工作服务，是以需求评估为主，开展以服务对象需求为本的专业服务；第二类是多层面的干预，主要是家庭关系协调、资源整合、政策救助等，干预范围广泛；第三类是政策的研究与倡导，是需要不断努力的方向，精神卫生社会工作者应成为精神障碍患者及家庭的"发声器"，倡导政策改变，呼吁填补医疗保健的空白，为这一群体争取更多的社会福利与社会尊重。

（一）专业服务

为服务对象提供需求评估，提供全人关怀，是精神卫生社会工作者的主要角色和功能。正如有研究者所说："社会工作占据着一个独特的地位，它立足于身心健康，手牵社会科学，内藏临床干预技巧，心中装着对社会上残障人士生活质量问题的承诺。"多学科诊疗团队中精神卫生社会工作者应以服务对象需求为本提供服务，并同时提醒其他专业成员关注患者医学需求之外的心理、社会需要，以确保服务对象能够得到全人照顾。

（二）多层面的干预

精神卫生社会工作者应该在多学科中承担多样化的责任，重点关注服

务对象外围环境资源及利用情况，例如家庭经济情况、家庭成员关系、社会资源及利用情况、政策的掌握情况等，并从多个层面为服务对象提供环境支持和重建，包括协助申请经济救助、整合社会资源（捐赠力量）、法规政策的咨询。精神卫生社会工作者多层面干预的功能及角色弥补了原有医疗体系中对服务对象环境因素关注的不足。

（三）政策研究与倡导

政策研究及倡导，这项工作在医疗系统中尤为重要。精神卫生社会工作者具有为精神障碍患者及家属这一特殊群体呼吁的责任。精神卫生社会工作者若能通过实证研究表明精神卫生社会工作服务将会提高精神障碍患者的满意程度和生活质量、降低复发率、延长复发周期，提升精神障碍患者社会功能，减轻医疗负担等，精神卫生社会工作者就能在多学科团队甚至在医疗系统中拥有地位，也能够向政策倡导增加精神卫生社会工作投入，为精神障碍患者群体争取更多的服务资源。精神卫生社会工作者应注重科学研究，通过研究为患者争取更多的社会福利。

参考文献

1. LAMB B W，GREEN J S，BENN J，et al. Improving decision making in multidisciplinary tumor boards：prospective longitudinal evaluation of a multicomponent intervention for 1，421 patients ［J］. J AmColl Surg，2013，217（3）：412 – 420.

2. GAGA M，POWELL C，SCHRAUFNAGEL D，et al. An official American Thoracic Society/European Respiratory Society statement：the role of the pulmonologist in the diagnosis and management of lung cancer ［J］. Am J Respir Crit Care Med，2013，188（4）：503 – 507.

3. 姚贵忠. 重性精神疾病个案管理 ［M］. 北京：北京大学医学出版社，2017.

4. Sarah Gehlert，Teri Arthur Browne. 健康社会工作手册 ［M］. 季庆英，译. 北京：北京大学医学出版社，2012.

第十章　精神卫生社会工作职业防护

精神障碍患者因疾病、情绪、医患沟通以及其他不明原因，常会出现情绪激动、行为冲动甚至暴力攻击行为。精神卫生社会工作者每天接触不同类型的精神障碍患者，极有可能被患者攻击，对其生理、心理造成一定程度的伤害。因此，作为精神卫生社会工作者，要对精神障碍患者攻击行为的影响因素及特点进行了解，以便在日常工作中做好相应的防护。

第一节　精神障碍患者攻击行为概述

一、攻击行为及精神障碍患者攻击行为

（一）攻击行为

攻击行为是指伤害或试图伤害另一个个体的心理、躯体状态或者破坏其他目标的行为，其极端形式称为暴力行为[①]。攻击行为是人类以及动物中均可发生的外显行为之一，也是人类较常见的一种社会行为。非适应性的攻击行为称为病理攻击行为，也称异常攻击行为。不同的学科对攻击行为的认识和界定均不同。而在医学领域中，攻击行为多与精神障碍有关。唐平认为异常攻击行为是指由于心理、社会与生物因素所致的心理障碍或心理疾病所产生的对他人、物体与社会规范的侵犯行为[②]。

---

① 杨德森. 行为医学 [M]. 长沙：湖南科学技术出版社，1998：3 - 5.
② 唐平. 病理性攻击行为的心理基础及其哲学本质 [J]. 医学与哲学，2004（25）：65 - 67.

（二）精神障碍患者攻击行为

任何人在特定的情境下都可能产生攻击行为，或某种利益驱动，或出于某种目的，这些都属于人类常见的适应性行为。由于精神障碍患者的攻击行为大多是受到幻觉、妄想甚至根本无任何目的或原因而突然产生的冲动行为，这种攻击行为很明显是属于病理性攻击行为。病理性攻击行为的结果是消极的，可能对自身和他人造成不同程度的财物损失和严重的身心伤害。

大多数学者认为精神障碍患者攻击行为是精神障碍患者对自身、他人和其他目标所采取的破坏性行为，在形式上包括语言攻击、身体攻击、物体攻击和自我攻击。自 20 世纪 70 年代以来，多国卫生法规相继出台，其中规定必须以精神障碍患者攻击行为作为强制住院治疗或者实施约束隔离的一项必要标准。我国 2013 年 5 月 1 日实施的精神卫生法第三十条和四十条中也明确规定了在何种情境下可对患者实施住院治疗、约束、隔离等保护性措施。近年来，随着统计学的发展和应用，对精神障碍患者攻击行为的研究更精准，研究也较为成熟，不同的学者和实务工作者从攻击行为的发生机制、影响因素、治疗干预、预防管理等各个环节均进行了相关研究。

二、精神障碍患者攻击行为的影响因素

（一）患者方面的因素

1. 生物学因素

目前的研究结果证实，在生物学因素中，5 – 羟色胺与攻击行为之间有显著关联。5 – 羟色胺功能下降会减少对冲动行为的抑制，刺激冲动行为。成人暴力攻击犯罪在葡萄糖耐量实验中基础血糖水平也偏低，因为低血糖可损害中枢神经功能，使认知过程及判断能力受损，也可能促进攻击行为的发生。此外，多巴胺、去甲肾上腺素、垂体后叶素、胆固醇水平、肾上腺皮质激素和促肾上腺皮质激素等也与患者攻击行为有关。

2. 一般人口学资料

患者的一般人口学资料，如年龄、性别、婚姻、经济状况等均可能影响攻击行为的发生，研究和实务均表明：未婚、经济地位和社会地位低的年轻男性精神障碍患者攻击行为发生率较高。如患者在罹患精神障碍的同时伴有药物依赖，攻击风险会更高。

3. 历史因素

住院史、入院情况及既往攻击史也会影响攻击行为。频繁入院且有攻击史的精神分裂症患者，尤其是偏执型精神分裂症患者攻击行为的发生风险增高。新入院的强制医疗患者因为对住院环境不熟悉，且否认自己有病，发生攻击行为的概率比自行入院的患者要高很多。如果患者有头部外伤史，有可能会造成创伤后人格改变，攻击行为也会增加。

4. 精神状态

精神障碍患者的精神状态也是影响攻击行为的重要因素之一。一般而言，存在被害妄想、命令性幻听、评论性幻听等精神症状以及有敌对、紧张等心理行为的患者较容易发生攻击行为。情感平淡、动作迟缓的患者攻击行为发生的概率略低，但如果患者情绪特别低落沮丧，觉得生活没有意义等，较容易产生伤害自己的行为，如自残、自伤甚至自杀。

（二）环境因素

1. 住院环境

医院及科室环境对患者攻击行为的影响不容忽视，半开放式的住院环境发生攻击行为的概率要远低于封闭式的环境。封闭的住宿环境本身对患者就是一个不利刺激，拥挤、嘈杂、凌乱的住院环境会增加攻击行为的发生。在精神障碍发病高峰期，新入院患者增多，加之对新环境不适应、对医院及科室管理制度不理解，更容易发生攻击行为。

2. 家庭环境

家庭作为个体的第一所学校，对个体的心理、行为等有着重要的影响。遭受过家庭暴力的患者、家属存在错误认知的患者、家庭关系不和谐的患者比较容易产生攻击行为。有的家属对患者不接纳甚至歧视，也易激惹患者，导致冲动甚至攻击行为的发生。有的患者家庭支持系统缺乏，在面临疾病或者其他压力情境时也容易产生消极应对方式，容易攻击别人或者伤害自己。

3. 社会环境

社会大众对精神障碍患者存在各种偏见和认识误区，有的媒体过分渲染精神障碍患者暴力伤人行为，使人们普遍认为精神障碍患者极具危险性，不敢也不愿意了解、接触患者。有的家庭因有家庭成员罹患精神障碍而产生病耻感和自卑感，千方百计隐瞒患者患病事实，担心自己及家属会遭到朋友、同事的歧视误解等。

（三）医患因素

1. 医护人员工作年限

一般而言，低年资的护士因为受训时间短，在预见、识别、控制攻击行为等危险因素方面缺乏经验，容易受到攻击。

2. 医患沟通方面

精神障碍患者由于疾病本身特点，经常会出现拒绝治疗和护理的行为，如果医护人员缺乏沟通和交流技巧，患者极易产生攻击行为。在日常治疗和康复中，医护人员容忍度低，或对患者的态度简单粗暴，也极易引起攻击行为。

三、精神障碍患者攻击行为的一般特点

（一）攻击行为的时间大多发生在入院初期

精神障碍患者在入院初期，尤其是入院前两周，由于远离家人且行为相对受限，加上对医院环境的不熟悉，尤其是强制入院的患者对住院治疗和医护人员都有强烈的抵触情绪，极易产生冲动行为。而且在入院初期，大部分患者精神症状比较丰富，自知力缺乏，加上药物治疗短期内尚未见效，也使患者产生攻击行为的概率增加。随着住院时间的延长，患者的攻

击行为发生率会逐渐下降。

在一天当中，患者就餐时、有家属探视时以及交接班时发生频率略高。部分患者在就餐时，因嘈杂、排队、喜欢的菜品没有等各种原因情绪激动，从而发生攻击行为。在有家属探视时，也易引起其他患者情绪波动，因小事而导致攻击行为的发生。在交接班时也存在因医护人员拒绝患者的某些要求而导致攻击行为的发生。

（二）攻击行为发生的地点具有不确定性

住院精神障碍患者攻击行为发生的地点可以在任何场所：病区走廊、医护办公室、约束性保护场所、病房、餐厅、活动大厅、康复科等地。有时因精神障碍患者拒绝某项检查，在检查途中以及进行检验、检查的场所也有可能发生攻击行为。

（三）攻击行为的方式多样

精神障碍患者攻击行为的方式主要有身体攻击和语言攻击。在国外研究中，住院精神障碍患者攻击行为以语言攻击最为常见，而在国内的研究中则显示身体攻击发生的频率较高。近几年，随着人们对心理创伤的重视，语言攻击在精神障碍攻击中所占比例逐渐提升。除了攻击别人之外，患者也会进行自伤甚至自杀等针对自己的行为，尤其是抑郁症患者以及有自罪观念的精神分裂症患者。在攻击的具体方式上，不同性别采取的方式也不同，男患者往往会采取伤人、损毁物品、粗言谩骂、威胁等方式，而女性患者则更多采用大声谩骂、咬人、踢人、吐口水、抓头发、撕扯衣物、损毁物品等方式。

（四）攻击行为的对象以医护人员居多

在住院精神障碍患者中，由于医护人员与患者接触较多，遭致攻击的概率较高。护士作为与患者接触最多的专业人员，相比其他工作人员而言，更容易受到攻击，尤其是女护士。虽然攻击对象主要为医护人员，但并不意味着患者不会攻击精神卫生社会工作者、康复师等其他专业技术人员，只不过与医护人员相比较概率略低而已。

（五）攻击行为可造成不同程度的身心伤害

在临床工作中，医院虽然重视对精神障碍患者的攻击行为进行提前预测和防范，也逐步完善环境因素和临床因素等以调节患者的精神和心理状态。然而，工作人员遭受患者的语言或身体攻击等情况仍旧难以避免，除了躯体伤害之外，被攻击者极易产生失落、沮丧等情绪，甚至影响其职业认同和继续从事工作的积极性。

第二节　实务工作中的安全防护和心理防护

精神卫生社会工作者的服务对象包括各类精神障碍患者，每名患者所罹患疾病的种类、治疗情况、受教育程度、家庭环境、对精神卫生社会工作的认同度等不尽相同，精神卫生社会工作者在为精神障碍患者提供服务的过程中，必须具备一定程度的安全防护能力。

一、实务工作中的安全防护

（一）医院感染方面的防护

精神卫生社会工作者在临床科室提供病房探访、个案会谈或者其他服务时，除了解患者精神症状和情绪状态是否稳定之外，还应向患者的主管医生了解患者的既往疾病史，尤其关注是否合并传染性疾病。

如果服务对象同时罹患某种传染性疾病，精神卫生社会工作者要向主管医生了解该病的传染途径，并做好相应的防护措施。在与该服务对象一起工作时，尽量与其保持适当距离。

精神卫生社会工作者如在危急情况或其他紧急情况下介入，无法在探访前详细了解患者病情，去病房后应注意观察患者床头卡上的标识。如果患者罹患某种传染病，床头卡会有相应的标识或提示，这就需要精神卫生社会工作者在平常的培训或学习中熟悉医院感染的相关标识。

虽然精神障碍不具有传染性，但精神卫生社会工作者在进入病房前后、接触患者前后均应养成洗手的习惯，如果有工作服也应定期清洗消毒，养成良好的卫生习惯。

（二）临床科室方面的防护

精神卫生社会工作者应遵守医院各项规章制度，并积极参加医院举办的自我防护知识以及应对突发事件能力的培训，增强自己处置突发事件的能力。

精神卫生社会工作者在个人穿着方面，若有工作服可穿工作服，若没有统一服装，精神卫生社会工作者穿着应以简单舒适为主，不穿过于暴露的衣物，不佩戴耳环、项链等容易被拉扯的饰物，不穿高跟鞋，并将头发扎起或者盘起，避免被患者撕拽。

精神卫生社会工作者在和任何一名精神障碍患者接触前，一定要提前询问患者的主管医生或者护士，确保该患者情绪稳定，且无伤人毁物、自伤自杀倾向时方可进一步接触。精神卫生社会工作者在任何情况下都应该避免背对患者，一旦遇到患者出现伤害别人的过激行为时立即离开，并寻求其他专业人士的帮助。

精神卫生社会工作者在与精神障碍患者接触时，要为患者营造信任、安全的工作氛围，对患者尊重、热情、和气，使其可以在比较平稳的精神状态下接受专业服务。在沟通过程中，多理解多聆听，多支持多鼓励，努力构筑良好的专业关系。即使需要了解相关信息，也尽量在自然情境下询问，尽量避免边询问边填写表格，以免使敏感的患者感觉不佳。

精神卫生社会工作者在接触患者的过程中，既要把握原则性，又要掌握灵活性。对不同疾病类型的患者，采用不同的接触方法。例如，躁狂患者要多表扬，避免说有刺激性的语言，以防情感爆发，产生冲动行为；对抑郁患者多鼓励，耐心劝导和解释，使其感受到精神卫生社会工作者的关注和温暖。

精神卫生社会工作者在提供服务的同时，要密切观察患者的情绪和行为变化，如果发现患者有伤害自己或他人的倾向，可暂时中止服务，以减少攻击行为的发生，并就近向医生或护士求助。

精神卫生社会工作者在封闭病房如遇到患者的一般性合理要求时，尽量给予满足，如因条件所限无法满足也应给予解释说明。如遇到发病期的患者不承认自己有病，要求精神卫生社会工作者为其购票、送其回家等不合理要求时，可先采取哄劝的办法，稳定患者情绪，不与其正面对抗，以免患者暴力伤害精神卫生社会工作者。如精神卫生社会工作者无法稳定患者情绪，转由医护人员妥善处置。

精神卫生社会工作者在保护自己的同时也应避免小题大做，过度保护自己。一是容易让患者感觉自己受到了歧视，不利于专业关系的建立和服务的进一步开展；二是容易给敏感的患者造成不必要的恐慌，加重其心理负担。

（三）家庭回访中的防护

精神卫生社会工作者在进行家庭回访前要和回访对象及家属确认好回访时间地点，确定回访对象和家属均愿意接受回访。

精神卫生社会工作者在回访前需提前了解回访地的治安状况、交通状况、当天天气状况、回访对象家庭成员及其相互关系融洽程度、是否有攻击性的行为以及回访时提到的其他注意事项等，以便做好相应的准备和防范。精神卫生社会工作者应提前告知对方回访人员数量，并约好双方对外身份，以免回访时正好遇到他人在场。

为保护患者及家属隐私，精神卫生社会工作者在回访时不乘坐医院救护车、不佩戴与医院有关的标识、不穿工作服，以免给回访对象造成心理压力。

在回访过程中，精神卫生社会工作者应留意回访对象家中是否还有除家庭成员之外的其他人，如果有，明确和回访对象关系如何、是否需要回避等。

在回访过程中，精神卫生社会工作者表情应自然友好，用语亲切随和，并随时观察回访对象的情绪和精神状态，若回访对象情绪激动、有冲动伤人倾向，可适时转移话题甚至终止回访。

二、实务工作中的心理防护

心理防护的概念源于军事心理学，指的是有意识、有计划、有步骤地采取一定的方法和手段，培养官兵在作战中所需要的积极作战心理和优良的心理品质，增强心理防护能力的一种专项训练。对于精神卫生社会工作者而言，做好安全防护和心理防护工作，使其具备较强的随机应变能力、心理承受能力和心理稳定性，并在服务过程中遇到突发事件时可以采取积极有效的防护措施，事后可迅速调节不良心理或情绪，将攻击行为造成的心理伤害降至最低。

（一）改变"救世主"心态

这是初入职的精神卫生社会工作者最常见的心态，期望通过自己的努力解决服务对象的所有问题，然而服务效果可能不尽如人意，甚至多次尝试均收效甚微，转而产生悲观失落等负面情绪。

在这种情形下，精神卫生社会工作者必须明确：服务对象的问题是多方面的，造成服务对象问题的原因也是多方面的，很难通过精神卫生社会工作者几次服务就会解决所有问题。精神卫生社会工作者尽己所能，哪怕只解决服务对象的一个问题或者某几个问题都是进步。

（二）担责但不过度揽责

服务住院精神障碍患者的精神卫生社会工作者经常会遇到这样的情况：曾经接受过服务的患者已经康复出院，但过段时间又须住院治疗，再次面对患者时，精神卫生社会工作者难免会有挫败感，甚至对自己的服务效果持怀疑态度。

这种情况下，精神卫生社会工作者可向医生详细了解患者复发的原因，如与精神卫生社会工作者提供的服务有关，可及时请教督导或者其他相关专业人士，并采取相应的补救措施。如服务对象是因疾病本身、不遵医嘱擅自减药停药、负性事件诱发等原因造成的复发，在尊重服务对象意愿的前提下，可为其提供力所能及的帮助。精神障碍患者的康复是个漫长的过程，且需要医护人员、康复师、社会工作者、心理咨询（治疗）师、服务对象及其主要照顾者的协助和坚持，非精神卫生社会工作者一己之力所能承担。

（三）与同行多沟通交流

良好的人际关系能使人保持开放的心态，尤其是与志同道合的同行交流，更能有效舒缓工作中的各种不良情绪，进而精神饱满地投入新的工作。除了与工作中的同事交流，精神卫生社会工作者可以关注相关平台及自媒体，通过微信群、QQ群、微博、电邮等方式与国内外同行交流，汲取经验。

（四）学会自我放松

精神卫生社会工作者在工作之余，可通过深呼吸、冥想等方法进行自我放松。散步、郊游、观影、唱歌等对于消除工作疲劳和压力也很有益处，精神卫生社会工作者可选择适合自己的放松方式排遣负性情绪，同时挖掘培养自己的兴趣爱好，使生活更加充实和丰富多彩。

（五）及时向专业人士求助

精神卫生社会工作者在遭受服务对象攻击甚至暴力伤害后，第一时间由医生检查躯体伤害程度并作出相应的处置，暂停工作进行休养。若有必要可向督导、心理咨询师或心理治疗师求助，由其给予相应的心理疏导，将不良事件对其造成的身心伤害降到最低。

第十一章　精神卫生社会工作督导

精神卫生社会工作者在提供服务的过程中，常会遇到各种困惑，在这种情况下如果得不到切实有效的督导，不仅会影响服务效果，也会对精神卫生社会工作者本人造成心理困惑甚至心理危机。而本章的主题"督导"正是阐述"助人者如何被帮助"这一主要内容。

第一节　精神卫生社会工作督导概述

一、精神卫生社会工作督导定义

（一）社会工作督导

全国社会工作者职业水平考试教材《社会工作综合能力》中认为："社会工作督导是专业训练的一种方法，它是由机构内资深的社会工作者，对机构内新进的工作人员、一线初级工作人员、实习生以及志愿者，通过一种定期和持续的监督、指导传授专业服务的知识与技术，以增进其专业技巧，进而促进他们成长并确保服务质量的活动。"

（二）精神卫生社会工作督导

精神卫生社会工作督导是由资深精神卫生社会工作者，对开展服务的新进工作人员、初级社会工作者、实习生以及志愿者给予专业技术层面和心理支持层面的指导与支持，在提升服务质量的同时提升自我认识，促进其专业成长。

二、精神卫生社会工作督导者与督导对象

（一）精神卫生社会工作督导者

精神卫生社会工作督导者既可以是医院内或机构内的资深精神卫生社会工作者，也可以是外聘的符合督导资质的社会工作者。精神卫生社会工作督导者应接受过正规的社会工作专业训练，具有丰富的精神卫生社会工作实务经验、拥有良好的专业知识和督导技巧，且对被督导者、对专业、对社会高度负责。

（二）精神卫生社会工作督导对象

精神卫生社会工作督导对象主要有以下四种：一是新入职的精神卫生社会工作者；二是服务年限较短、经验不足的初级精神卫生社会工作者；三是在精神卫生领域实习的社会工作专业学生；四是在精神卫生领域提供服务的志愿者。

三、精神卫生社会工作督导的类型

（一）内部督导

内部督导是由医院或机构内部资深的精神卫生社会工作者担任督导者。这种督导方式的优点是督导者与被督导者同在一起工作，督导者对医院或机构以及被督导者情况比较熟悉，对其工作情况也非常了解，进行专业督导非常便捷。不足之处在于因督导者和被督导者可能系上下级关系或同事，因此在督导过程中，被督导者多少会有些戒备心理，个人隐私以及对医院或机构和领导的意见、建议、看法不愿意透露，督导可能会无法深入。

（二）外部督导

外部督导是由医院或机构外聘资深社会工作者担任督导者。这种督导方式的优点是督导者作为医院的局外人，与被督导者不存在上下级关系，双方可以建立较好的信任关系，被督导者也可以深层次暴露在工作中遇到

的各种问题。不足之处是督导者需要花费时间了解医院或机构以及精神卫生社会工作者的基本情况，且外部督导者大部分由兼职人员完成，如果聘请的督导者距离较远，大多数以电话、微信以及网络设备等形式进行督导，对精神卫生社会工作者实务开展情况也只能以书面材料和汇报情况作出判断，难以实现督导的真正目的。

四、精神卫生社会工作督导的能力要求

（一）工作能力

督导者要对精神卫生社会工作领域以及具体的实务工作内容非常熟悉，且有丰富的工作经验，能充分理解精神卫生社会工作专业知识理论与实践操作之间的矛盾，并可以引导被督导者找到两者之间的平衡点，协助被督导者运用专业知识和技能开展实务工作。

（二）咨询能力

督导者对被督导者在工作中遇到的各种困惑能给予及时有效的回应，能妥善处置被督导者在不同时期遇到的各类问题，并能缓解或解决被督导者职业行为中的移情、挫败感等精神或心理层面的困扰，不断调动被督导者的积极性，引导其以较好的状态开展工作。

（三）多维视角

精神卫生社会工作督导者在督导过程中，需从心理学、社会学、精神卫生学、管理学、社会工作以及教育学等多角度，综合考虑个案、小组、社区等方法，并且将被督导者与精神障碍患者及家属、医护人员、康复师、心理治疗师等专业技术人员合作等多种因素考虑在内，为被督导者提供全方位督导。

（四）继续学习能力

督导者不仅要持续学习新的精神卫生诊疗、康复等相关方面的知识，也要不断学习社会工作相关领域的新技能新方法，不断提升自己的专业素

养和风险防控等能力，并且注重和其他督导者之间的沟通交流，随时对新知识保持敏锐的察觉和感知。

第二节　精神卫生社会工作督导功能与内容

一、精神卫生社会工作督导功能

（一）行政功能

精神卫生社会工作督导的行政功能关注点在于如何厘清组织管理上的各种障碍，目的侧重于提高服务质量。通过招募、分配工作、工作协调等，为被督导者提供高效率的工作环境，而这个环境是广义上的，包含个体身心、所在科室、医院及医院驻地、社会环境等多方面。

（二）教育功能

精神卫生社会工作督导的教育功能关注点在于如何为被督导者提供服务所需的知识以及实务上的不足，目的侧重于提升服务技能。通过不同形式和内容的督导促进被督导者理论及实务能力的提升和专业上的个人成长。

（三）支持功能

精神卫生社会工作督导的支持功能关注点在于如何处理被督导者的情感和心理层面的各种困惑，主要侧重于对被督导者心理和情感上的支持。通过督导使被督导者释放负性情绪，感受到自我的价值和力量，增强专业自信，以积极的心态面对工作和生活。

二、精神卫生社会工作督导内容

（一）行政督导的内容

1. 协调各方关系

如果被督导的是高校社会工作专业的实习生，行政督导需提前协调好实习单位与被督导者之间的关系，并负责与对方协商确定具体的实习时间、实习目标及内容、督导方式等其他细节。

2. 统筹各种资源

提前与医院相关科室，如各临床科室、科教科、膳食科、后勤总务等联系，妥善安排被督导者的工作与生活，为其提供适宜的工作和生活环境，协助其了解医院的各行政环节，明确自己的岗位职责和工作规范。

3. 介绍基本情况

向被督导者介绍机构或医院及各科室基本情况，介绍被督导者须遵守的医院或机构的基本规章制度，尤其是精神科的安全管理制度。对于首次在封闭病房提供服务的实习生或初入职的精神卫生社会工作者，督导者必须反复向其强调开关病房门的重要性和注意事项，并亲自向其示范。

4. 了解被督导者的需求

了解被督导者的需求和目标，并结合各科室实际情况分派不同的任务和安排到不同性质的科室，提高被督导者和工作任务的匹配度。督导者应根据被督导者的个人兴趣、擅长领域、工作的复杂程度、医院各科室的实际情况等因素给予被督导者适当的权限。

5. 简化行政事务

协助被督导者简化各类行政事务，为其全身心提供专业服务创造便利条件。

（二）教育督导的内容

1. 教授精神障碍相关知识

督导者需向实习生或初入职的精神卫生社会工作者详细讲解精神障碍基本常识，包括常见精神障碍类型、典型症状、常见副反应、基本防护常识以及出入临床科室的其他安全注意事项等，使被督导者对精神障碍相关知识有一定程度的了解。

2. 教授精神卫生社会工作相关专业知识和实务经验

督导者需提前讲授从事精神卫生社会工作需要掌握的变态心理学、心理咨询知识以及建立专业关系、与不同类型精神障碍患者沟通等相关实务经验，并在以后的督导过程中不断向被督导者传授相关经验和实务技巧，使其可以为服务对象提供更专业的服务。

3. 教导被督导者真正尊重和理解服务对象

督导者的教育不仅仅局限于专业理念和实务，还要引导被督导者真正融入服务对象的生活，学会尊重理解与同感。精神卫生社会工作者对服务对象的尊重与关心，体现在一点一滴的细节中，如天气变化提醒增减衣服、饭前提醒慢慢吃别烫伤，甚至称呼上的变化，都会为后续开展服务奠定良好的基础。

4. 提醒被督导者提升服务效率

督导者应时刻提醒被督导者考虑服务对象出院时间的不确定性，尤其是在服务躁狂或双相情感障碍的患者时更应注意，在服务对象身体及情绪状态允许的情况下，可适度加快服务节奏，提升服务效率，尽量避免出现患者已经办理出院手续，但精神卫生社会工作者的服务还没有结束的情况出现。

5. 提升被督导者对专业的认同

在教授被督导者相应知识和技巧的同时，带领和引导被督导者主动接触服务对象，并鼓励被督导者运用不同的方法解决实际问题，在服务中增加学识提升技能，促进被督导者的专业成长和对专业的认同。

6. 提供其他的建议和咨询

在督导过程中，也可根据被督导者的实际需求，为其提供相应的参考建议和咨询。

（三）支持督导的内容

1. 情绪疏导与支持

督导者须及时处理被督导者因知识不足、经验不够、工作量大、服务效果不尽如人意以及因行政压力、人际关系、医护人员和患者家属甚至社会公众的不认同等产生的各类负面情绪，缓解被督导者的压力，提升其工作士气。

2. 及时鼓励被督导者

督导者发现被督导者在提供服务过程中的亮点和进步之处时，要及时给予口头或者其他形式的鼓励，使被督导者逐步增强自我功能和建立专业自信，感受到从事社会工作专业的满足感和价值感，激发其工作积极性和创造性，保持其继续从事精神卫生社会工作服务的意愿和动力。

3. 资源链接与共享

督导者应鼓励被督导者适当借助其他专业力量，如疾病咨询、健康教育等可借助医护人员的力量，手工、艺术等康复项目可借助康复师的力量；深层次的心理行为问题可借助心理咨询师或者心理治疗师的力量；举办大型活动等可借助督导者甚至医院或机构领导的力量；贫困救助可借助专项救助基金以及各类慈善组织等。在精神卫生社会工作领域，督导者也可通过适时举办线上或线下交流会等形式，促进资源共享。

4. 教授被督导者妥善处理各类人际关系

精神卫生社会工作者涉及多学科跨专业技术团队的合作，督导者还应教授被督导者妥善处理与各级行政领导、不同临床科室医护人员、康复师、咨询师、精神障碍患者及其家属以及精神卫生社会工作者同行的关系，协助其妥善处理因各类人际关系带来的负面情绪，促进其形成相对较好的人际关系圈。

5. 给予被督导者其他方面的关怀

除专业方面，督导者需敏锐察觉被督导者的情绪及心理变化，了解其个人或者家庭是否遇到困境，并给予力所能及的帮助，让被督导者在工作过程中感受到关注和温暖。

第三节　精神卫生社会工作督导方式及技巧

在传统上，社会工作督导的方式主要以个别督导为主，后来逐渐发展出团体督导和同辈督导。精神卫生社会工作督导借助面对面讨论、视频或语音讨论、日志或者周志回复、现场观察与指导、案例讨论、模拟示范等方式对被督导者进行指导。

一、个别督导

（一）个别督导定义

个别督导是最传统的督导方式，由一名督导者对一名被督导者用面对面的方式定时举行讨论。具体时间可以是每周一次或每两周一次，每次半小时以上，也可视被督导者的情况临时安排。

在精神卫生社会工作个别督导中，督导者会与被督导者讨论整个工作过程和工作感受，从专业关系的建立、被督导者与服务对象沟通中存在的困难、有无重要信息的遗漏或者忽视、被督导者对服务对象的态度、被督导者如何激发服务的积极性、服务对象对其的反馈、被督导者在服务过程中的收获和困惑等，督导者会对被督导者的问题给予及时的反馈。个别督导因为是一对一接触，且服务对象不在场，因此督导者和被督导者双方的关系密度较大，契合度较高，类似于个体心理咨询或心理治疗。

（二）个别督导技巧

1. 注重聆听

督导者要耐心聆听被督导者的谈话，梳理其工作感受，并结合工作日志或者过程记录等，全面了解被督导者的情况。督导者可总结被督导者面临的困惑，并给予相应的回应。

2. 不批判

督导过程中，督导者尽量不用评判性的语气，如果被督导者担心或顾虑因自己说出某些话遭受嘲笑或者受到惩罚时，一般不会说出自己内心的真实感受，这样督导的效果会大打折扣。督导者即使对被督导者提出批评，语气也应委婉，以免被督导者出现抗拒心理。

3. 因材施教

对于初入职的精神卫生社会工作者或者社会工作专业的实习生，督导者宜多提供示范，向其建议可行的方案和技术，帮助被督导者妥善处理各种情境下服务对象的需求和问题；对于工作经验丰富的精神卫生社会工作者，督导者宜注重培养其自主思考和批判反思的能力，使其不断开阔思维与视野。

（三）个别督导优缺点

1. 个别督导的优点

（1）时间宽裕。被督导者和督导者可以在不受干扰的情况下进行深入交谈，被督导者可以详细与督导者讨论服务对象的某一问题，因是一对一进行，时间上较为宽裕。

（2）针对性强。督导者可以仔细查看被督导者的工作记录，对被督导者的情况有较为细致的了解，便于督导时提供相应的建议，被督导者能更好地察觉自己与服务对象的问题。

（3）服务高效。一对一督导本质上也属于个别咨询，双方的契合度也较高，督导者可以向被督导者提供充分、有效和更具有针对性的指导。

2. 个别督导的缺点

（1）信息量有限。被督导者仅接触一名督导者的指导，信息量比较有限，如果督导者不是长期从事精神卫生社会工作实务，提供的指导可能是有偏差的。个别督导中被督导者没有机会接触其他的督导者，因此无法比较不同督导者风格和处理策略。

（2）成本比较高。个别督导不管是时间成本还是经济成本，相对而言都较高。

（3）易淡化困难。个别督导中，督导者和被督导者双方亲密度较高，在督导过程中，容易出现用情感淡化困难，甚至回避困难的情况。

二、小组督导

（一）小组督导定义

小组督导是由一名督导者和数名被督导者以小组方式定期举行讨论会

议。具体时间可以是每周、每两周甚至每个月举行一次，每次至少一小时，也可视被督导者的情况临时安排。小组人数原则上以3—8人为宜。

在小组督导中，督导者需灵活运用小组的工作技巧，并与多个精神卫生社会工作者谈论他们的工作经验和工作过程。在精神卫生小组社会工作督导中，比较常用的是小组的案例分析督导，按照案例描述—案例分析—案例总结的步骤进行，其中案例分析环节可根据情况安排多轮。

在案例描述阶段，由一名精神卫生社会工作者讲述其在服务过程中遇到的案例，并提出自己的困惑。在第一轮案例分析中其他成员主要对案例本身提问，如缺少哪些关键的数据或者是否有其他重要信息遗漏等，不对精神卫生社会工作者表现及案例本身作评价。第二轮案例分析中，督导者开始询问其他小组成员对此案例的想法以及评价，案例介绍者可对其他小组成员的评价进行相应的反馈，在此过程中，小组成员间的互动和反思过程是小组案例讨论的工作核心，督导者注重的是过程引导而非内容上的引导。第三轮的案例分析中，督导者可请案例介绍者讲述其从讨论中得到的启示，并对所报告的案例作总结。督导者也可以视情况多安排几轮讨论。在最后的案例总结环节中，每一名被督导者可用简短的话语描述此次督导的收获，督导者可据此描述对小组督导作出相应的调整。

（二）小组督导技巧

1. 提前做好"功课"

督导者需提前熟悉团队成员的姓名、性格、工作经历和擅长领域等基本信息，并与之建立良好的关系，这是小组督导得以顺利进行的前提之一。

2. 注重过程引导

小组督导在督导过程中，应启发和鼓励小组成员自主讨论和提问，适时把控好讨论的时间和深度，并对不同的观点进行比较、分析、整合，形成相对清晰具体的结论，便于被督导者领悟和应用。

3. 察觉组员感受

督导者应敏锐察觉小组组员的情绪和心理变化，关注其潜在感受，并适当加以引导和鼓励，对不同性格类型的组员采用不同的方式回应。

4. 注重保密

督导者应不断提醒小组成员，小组督导中讨论的案例和内容坚决不允许到小组之外的场合讲述和讨论。

(三) 小组督导优缺点

1. 小组督导的优点

(1) 可以借鉴学习其他成员经验。对每一名被督导者的个案都会有不同信息的交流和碰撞，被督导者可以有机会向其他同事学习如何处理服务个案。

(2) 可进行角色扮演。小组可以提供机会进行充分的角色扮演，被督导者可体验服务对象的感受，检视反思自己的服务过程，也可现场学习其他同事的处理方法。

(3) 成本不高。团体相对个体督导，在时间和经费方面比较节省。

2. 小组督导的缺点

(1) 隐秘性较低。在小组督导中，服务案例以及被督导者本人的想法、处理过程等同时向督导者以及其他小组成员陈述，很难保证其他小组成员不会在其他场合谈论。

(2) 督导深度不够。因小组人数较多，且时间有限，平均到每名被督导者身上的时间并不多，在讨论具体案例的时候无法深入，也没有机会深入了解每一名被督导者的感受。

(3) 易变成无意义的讨论。小组中人数众多，不同的被督导者对同一个个案可能会有不同的观点，小组在讨论个案时容易演变成无意义的讨论甚至因为观念不同而产生冲突。

三、同辈督导

(一) 同辈督导定义

同辈督导是指具有相同需求、观点或技术层次的社会工作者，通过个别互惠方式或者团体讨论方式进行的互动过程，参与的成员可来自同一单位或机构，也可来自不同的单位或机构。

在同辈督导中，专家的权威降到最低。每次督导前可选择一名主持人，由主持人引领小组成员讨论案例，整个过程基本和小组督导类似。主持人主要负责议程和讨论规则的提醒，不报告自己的案例，也不参与其他成员的案例讨论，对大家在案例讨论过程中出现的无意义的对抗、争论等作适当的引导和处理。一般而言，小组的主持人可由小组成员轮流担任。

（二）同辈督导要点

1. 督导成员价值观基本一致

同辈督导小组成员基本的价值观要一致，这样在沟通的时候避免产生一些涉及价值观的无谓争论，且要严格控制组员的人数，人数以不超过7人为宜。

2. 督导成员权责清晰

督导小组成员要签订契约，明确每次督导的时间、地点、议程、主题等，每一名成员的权利与义务也应表述清楚。

3. 严格控场

同辈督导中，作为主持人的小组成员要严格遵守同辈督导的时间、话题等各种限制，并在其他组员"跑偏"的情况下负责提醒其回归主题讨论。

（三）同辈督导优缺点

1. 同辈督导优点

（1）气氛自由，可畅所欲言。在同辈督导中，基本没有专家权威，大家可以以相对平等的身份参与讨论，气氛相对轻松和自由，组员可敞开心扉。

（2）可少走弯路。工作时间长的精神卫生社会工作者有更多的经验，可以以"过来人"的身份告知新入职的精神卫生社会工作者一些注意事项和相关信息，使其少走弯路。

（3）成本较低。参与者可以在大家最方便的时间组织和安排督导会议，且这种督导基本不需要付费。

2. 同辈督导缺点

（1）易走极端。参会的成员有可能会与其他成员产生争论和冲突，有的成员可能会保持沉默或者少语，以避免与其他人产生冲突。

（2）易流于形式。每一名成员没有明确的权利和义务，责任分散容易使同辈督导流于形式。

（3）作用有限。由于精神卫生社会工作在我国的发展还未成熟，同辈督导中未必有丰富的经验进行专业层面的同辈督导，更多的是情感上的相互支持与理解。

第十二章 精神卫生社会工作实习

社会工作作为一门应用性非常强的学科，除要求学生掌握基本理论和知识外，更强调和注重社会工作实务的训练。精神卫生社会工作实习也是如此，实习学生在理论学习之外，只有深入临床科室，和精神障碍患者及其家属接触，才能对精神障碍患者的各种症状和需求有更深入的了解和体会，并在实习实践中运用所学理论与实务，增强专业认同感，并得到专业成长。

第一节 精神卫生社会工作实习概述

一、精神卫生社会工作实习

精神卫生社会工作实习是指学校有计划地组织社会工作专业学生到精神卫生社会福利机构、综合医院精神科、精神卫生中心等地接受精神卫生社会工作实务技能训练和价值观培养的过程。

在实习期间，实习社会工作者作为服务团队的一员，与医生护士等专业技术人员一起，共同协助患者及家属应对疾病以及因疾病带来的个人、家庭、社会功能受损等问题，恢复患者身心健康和各项社会功能。

二、精神卫生社会工作实习要素

（一）实习机构

精神卫生实习的机构主要是指各地精神卫生专科医院、精神卫生中心、综合医院的精神卫生科等。在本书中的实习机构是指精神卫生社会福利机构，即隶属于民政系统的精神卫生专科医院或综合医院的精神科。

（二）高等院校

高等院校主要是指开设社会工作专业的各级院校，包含大专、本科、研究生等不同层次的社会工作专业学生。

（三）实习学生

实习学生是指参与社会工作实习的学生，也是实习的主体。

（四）服务对象

精神卫生社会工作实习的服务对象主要是精神障碍患者及其家属。如果开展医患沟通、医务人员减压等形式的服务也会将医务人员纳入。

（五）实习内容

精神卫生社会工作实习内容一是指个案、小组、社区等直接工作方法以及社会工作研究、政策倡导等间接工作方法的应用；二是上述方法所应用的领域，如病房探访、入出院评估、回访等。

（六）实习督导

一般而言，精神卫生社会工作实习督导分别为高校督导和医院督导，双方共同为实习学生提供督导。

三、精神卫生社会工作实习模式

（一）高校为本的实习模式

高校为本的实习模式是指在整个实习过程中，高校占主导地位，学生的实习过程主要由高校的实习督导负责。一方面，在这种实习模式下，高校督导可以很好地贯彻学校的教学与实习理念，使实习内容和程度基本与课堂教学进度相吻合。另一方面，高校督导大部分是学生的专业课教师，对学生各方面情况比较熟悉，可以针对性地给予指导，但由于大部分高校督导教师缺乏在精神卫生领域从事实务的经验，对精神卫生机构的特点及精神障碍患者的特征缺乏了解，很难解决学生在专业实习中遇到的实际问题，使学生实习的效果大打折扣。

（二）医院为本的实习模式

医院为本的实习模式是指整个实习过程中，医院占主导地位，学生的实习过程主要由医院督导负责。在这种实习模式下，医院督导可以结合医院的实际情况和患者需求，安排相应的实习学生去开展工作。另外，医院督导一般都具有丰富的实务经验，在学生遇到疑难的时候可以给予相应的指导，有利于学生的专业成长。这种模式的缺点也显而易见，医院督导对学生的教育情况缺乏了解，安排工作更多依据的是医院实际需求，很难保证与学校的教育和实习理念一致，而且医院督导多侧重实务，在理论研究的深度方面给出的指导相对有限。

（三）院校合作的实习模式

院校合作的实习模式是指医院与高校双方合作，共同建立实习基地，实习督导既有高校老师，又有医院督导。院校合作模式的双方一般签订协议，明确双方责任、权利、义务和实习期间的各种事宜，以保证实习的有效性和延续性。高校根据课程安排和实习计划，安排学生赴合作医院进行专业实习，医院督导结合实际需求和学生实习计划，指导学生进行相应的实习，双方互相沟通协调完成实习事宜。院校合作模式是目前高校采用较多的实习模式。

四、精神卫生社会工作实习类型

（一）依据开设院校分类

依据开设院校可以分为医科类院校精神卫生社会工作实习和非医科类院校精神卫生社会工作实习。

医科类院校社会工作专业学生在平常有机会选修医学以及精神卫生相

关课程，对医学基础知识有一定程度的了解，且实习通常在各医科大学的附属医院精神卫生科、当地精神卫生社会福利机构或精神卫生中心，相对而言，这些地方也比较容易接纳来自医科大学的社会工作专业实习学生。

非医科类大学的社会工作专业学生在平常较少接触医学以及精神卫生基础知识，虽然实习点的选择面比较大，但是在进入精神卫生相关领域面临的挑战较多，实习学生不仅需要了解精神卫生行业基本特点，还需学习精神障碍相关知识等。因为是非医学类专业，但又需要和医护人员等其他卫生专业技术人员一起工作，在对社会工作认同度不高的医院，实习学生甚至精神卫生社会工作者在初期常常会处于比较尴尬的地位。

（二）依据实习时长分类

依据实习时长可以分为短期实习和长期实习。

短期实习一般是指 1 个月以内的实习。短期实习时间较短，便于实习安排，且需要投入的时间、成本均比较少，缺点是实习学生因实习时间太短，机构或医院难以系统安排，实习学生也难以有深入的实习体验，基本上停留在走马观花、粗浅了解的层次。

长期实习一般是指 1 个月以上的实习。长期实习时间较长，便于医院或机构根据实习目的进行系统安排，实习学生有机会进行深入实践，获得的体验也较为深刻，有利于学生的专业成长。缺点是院校双方付出的实习成本较高，并需做好各方面的协调以确保实习效果。

五、精神卫生社会工作实习意义

（一）有助于学生将理论知识运用于实践，并在实践中进一步检验或完善某种观念或者理论

在精神卫生社会工作实习过程中，实习学生有机会将课堂理论和实习情况相结合。在信息收集和整理方面，由于精神障碍患者的自知力是逐步恢复的，实习学生必须反复思考和判断患者提供信息的情况，有的资料可能是正确的，有的资料可能是在幻觉妄想支配下产生的，甚至有的资料本

身就是错误的。实习学生必须和医务人员紧密配合，随时了解掌握患者自知力恢复情况，便于对患者提供的信息作出真伪对错的基本判断，区分清楚患者的陈述是事实还是道德层面的论述，是实际观察还是抽象推论，分辨出逻辑矛盾或前后不一致之处。只有掌握丰富的专业知识，并具备批判思考的能力，对掌握的资料作准确的判断，并可随时回顾专业教育以及社会工作实务的关联性，进一步验证、完善甚至推翻某种观念或理论。

（二）有助于理解服务对象对社会工作的需求，培养并增强其专业认同感

少部分实习学生尤其是非自主选择实习点的学生，一开始对精神障碍患者是拒绝甚至排斥的，可能仅仅是抱着好奇或者试试看的态度来参加实习，但实习学生一旦真正接触这个群体，并为服务对象提供或多或少的帮助，服务对象的正性表现和反馈都可能会让实习学生有一定程度的触动。在这种良性互动下，实习学生会分析探索自己的行为和内心感受，在反复实践和体验的过程中，感受到自己是被服务对象需要的，也能更深刻地理解专业使命和责任感，使自己作出更负责任的行为。

（三）有助于培养和检验学生的专业价值观，减少甚至消除学生对精神障碍患者的不当态度和偏见

在服务过程中，实习学生切实感受自己的言行对服务对象的影响，并会将自己的价值和社会工作专业价值相比较，分析两者之间的差异并作出价值上的选择，进一步肯定或者适度改变自己的价值。实习学生一旦认同专业价值，就会将内化专业价值通过外显行为表示出来，使其行为表现符合专业价值。在实习的过程中，也会较好地控制自己的不当情绪或态度，以专业的态度对待服务对象。

（四）可以使社会工作专业学生有机会和其他专业技术团队一起合作，从不同角度为患者及家属提供更有效的服务

学生在课堂上接受的是单纯的社会工作专业理论和知识，在精神卫生

社会工作实务中，实习学生和医生、护士、康复师、心理治疗师或心理咨询师一起工作。在和这些团队成员一起工作时，各专业技术人员从不同角度为患者提供服务，医生更多侧重的是疾病的症状和病理表现，护士侧重日常护理和照顾，康复师侧重社交、生活技能或者其他方面的康复训练，心理咨询师关注点则在个人内在及家庭环境上，实习学生可能宏观微观均有所关注，关注服务对象曾经作出的努力及点滴改变，关注服务对象及整个家庭的优势和劣势，关注其同辈群体，关注其所在学校、单位、社区以及可以链接的资源等。在服务过程中，实习学生可以学会用更宏观、更全面的视角，横向纵向分析患者的困扰及优势，为服务对象提供更符合其需求的有效帮助。

（五）可以为学生提供实践平台，使学生有机会检验检视自己是否适合将社会工作作为自己的职业选择

学生通过在精神卫生社会工作领域的实习，可以提前感受作为一名精神卫生社会工作者面临和需要处理的事情，在课堂理论学习与实践碰撞交流的过程中，进一步思考自己是否真正适合从事社会工作行业。医院以及学校的督导老师在督导和评估过程中也可以与他们讨论是否将社会工作作为他们的职业选择。有的学生可能会坚定其从事精神卫生社会工作或其他感兴趣领域社会工作的决心，而有的学生则会发现自己并不适合从事社会工作，以便提前做好职业规划。

第二节　院校合作的精神卫生社会工作实习

目前，大多数精神卫生社会工作实习均采用院校合作的方式，因此本节重点讲述院校合作实习模式中的各方职责、基本流程以及常见问题及策略。

一、院校合作精神卫生社会工作实习双方职责

（一）学校职责

（1）设计实习方案，明确学生的实习时间、实习内容、实习要求、督导要求等。

（2）召开实习动员会，介绍各实习点情况，结合学生兴趣与专业要求对学生进行分配。

（3）对学校督导以及医院或机构督导进行培训，使之对学生进行更有效的指导。

（4）与医院或机构督导联系，了解学生实习情况，并做好学校、学生、医院或机构三方协调工作。

（5）召开实习分享会或总结会，并根据实习反馈对实习方案等作相应的调整，或就其他事宜与医院或机构进行沟通。

（二）医院职责

（1）实习前为学校提供相应的医院简介、实习科室、实习督导或带教老师等相关信息。

（2）与学校协商共同制订实习方案。

（3）协助实习学生快速熟悉医院或机构以及各临床科室情况。

（4）选派实习督导对实习学生进行指导。

（5）为实习学生提供开展实务工作的基本场所及设施设备。

（6）对实习学生表现进行全程评估，并给出相应的意见或建议。

（7）定期向学校督导反映实习状况，召开或参加实习分享总结会，并根据反馈情况对实习事项作相应的调整。

二、院校合作精神卫生社会工作实习基本过程

院校合作模式下，精神卫生社会工作实习一般分三个基本过程，分别为实习准备阶段、实习进行阶段、实习总结阶段。

（一）精神卫生社会工作实习准备阶段

在精神卫生社会工作实习准备阶段，主要完成以下事宜。

（1）院校双方协调，明确实习的具体日期、人数、实习要求等，并签订实习协议，明确双方权责。

（2）医院或机构对来院实习学生的饮食、住宿等进行妥善安置。

（3）医院组织相关人员对实习学生进行实习前培训，内容须涵盖医院及各临床科室实际情况、需遵守的规章制度、精神障碍基础知识培训、讲解精神卫生社会工作实务开展情况及与患者接触时的注意事项等。

（4）督导应根据各临床科室实际情况、学校实习要求和实习学生的个人兴趣，分派实习学生去不同的科室。安排实习学生时尽量两两分组，既可以互相协作，也在一定程度上避免实习过程中发生意外，同时降低实习学生初次接触精神障碍患者的紧张和焦虑心情。

（5）督导在送实习学生去临床科室后，要将其引荐给各科室主任、护士长以及其他医护人员，便于其以后开展工作。

（6）督导应向实习学生讲解实习整体安排以及实习日志书写注意事项和上交时间、各项服务表格如何填写等，并回答实习学生的其他疑问。

（7）督导应反复多次向实习学生强调，在接触任何患者之前，均应向其主管医生或护士询问其病情，确保其情绪稳定可接触之后再接触，不能凭自己感觉贸然接触患者。

在精神卫生社会工作实习准备阶段，督导应提醒实习学生注意以下事宜。

（1）实习学生在实习期间穿着不宜暴露，不穿高跟鞋、不佩戴耳环、项链等容易拉扯的饰物，头发不染怪异颜色等。

（2）督导应时刻提醒实习学生，出入病房时，注意随手关门。有的患者可能会冒充家属请求实习学生开门并趁机逃跑，如果遇到有患者或者家属请求实习学生为其开门，可请护士确认并由护士开门。

（3）安全第一，实习期间确保自己人身安全。

（二）精神卫生社会工作实习进行阶段

在精神卫生社会工作实习进行阶段，主要完成以下事宜。

（1）实习学生应快速熟悉医院以及所在科室环境，并尽快与医护人员、督导、其他同事建立良好的关系。

（2）实习学生可向医护人员、其他同事了解本科室基本情况以及既往开展社会工作服务的情况，与服务对象进行访谈，了解其基本需求，对自己将来的工作目标和内容有大概了解。

（3）实习学生初步拟订实习计划书，阐述实习期间的工作目标、工作内容、时间安排、服务方法和评估方式等，并与院校双方督导进一步商讨确定。

（4）在实习初期，实习学生大多会跟随督导以及精神卫生社会工作者进行病房探访、协助开展小组活动、社区宣传以及志愿服务的开展。在此期间，多向其他同事请教，注重与他人合作，尽快掌握工作流程，并对理论与实务进行初步反思。

（5）实习学生应按时提交工作日志以及各项工作策划，督导可将此作为对实习学生进行过程评估的依据之一。

（6）在实习中期，随着实习学生对工作内容和流程的熟悉，督导可视实习学生能力和患者需求，尝试让其作为主力开展个案或策划简单的康乐性质活动，并对其服务提供建议和指导。督导还应协助实习学生整合服务过程中所需的资源，引导其妥善处理工作中遇到的各种问题。

（7）督导应根据实习学生日志、工作过程记录、现场实际情况等对实习学生进行个别督导或小组督导，给予其相应的专业支持和情感支持。

（8）提醒实习学生注重与其他专业技术人员的合作和交流，从服务对象生理、心理、家庭、社会等多角度为其提供服务。

（9）医院督导与学校督导保持定期沟通，交流反馈学生在医院的实习情况。

在精神卫生社会工作实习进行阶段，督导应提醒实习学生注意以下事宜。

（1）有的实习学生在科室可能会见到医护人员对某患者实施约束性保护，认为医生护士对待患者态度不好或者不人道。督导应提前向实习学生讲述清楚，约束性保护有严格的实施条件，对患者实施约束性保护是对患者本人及其他病友的保护，可避免患者伤害自己或他人。

（2）即使专业关系建立得再好，服务提供得再有效果，也不允许实习学生接受患者及家属赠送的任何金钱、代金券、购物卡以及其他实物，并向赠送人做好解释说明，以免其有心理负担。

（3）安全问题。一是保护好自身安全；二是活动用品的安全使用，尤其是需要用到剪刀、笔、钢尺等物品时，一定要有医护人员或者精神卫生社会工作者在旁边，用完之后立刻收回并妥善保管。

（4）若有其他不清楚事宜，随时询问其他精神卫生社会工作者或督导。

（三）精神卫生社会工作实习总结阶段

在精神卫生社会工作实习总结阶段，主要完成以下事宜。

（1）实习学生应对自己在实习期间的表现进行系统总结与反思，并撰写实习总结报告。报告应包含但不仅限于以下几方面内容：医院以及所在科室基本情况、提供服务的内容和工作量统计、问题及解决策略、专业反思及后续工作建议等。

（2）督导应提醒实习学生要提前告知服务对象、实习所在科室医护人员，实习将要结束，并妥善处理好正在处理的案例。如果时间来不及，可以转介给相关人员，并向服务对象及新接手人员做好解释工作。

（3）督导应提醒实习学生向协助过自己的医护人员以及服务对象和其他患者道谢道别。

（4）督导应对实习学生的整个实习过程进行评估，包括实习计划和实际完成情况的对比、提供服务中的实习态度、过程记录、工作表现、专业反思、团队协作情况、有无投诉且投诉是否属实、是否有效运用督导资源等进行综合评估，并在评估后给予学生具体的改进建议。

（5）召开实习交流会，向院校双方汇报实习情况，交流分享实习收获和不足，促使院校双方进一步完善实习相关事宜。

在精神卫生社会工作实习总结阶段，督导应提醒实习学生注意以下事宜。

（1）提醒实习学生，所有涉及患者的照片均应做遮挡处理，不可将任何包含患者的服务照片以任何形式在 QQ、微信等网络和报刊公布。

（2）实习结束后仍有服务对象联系实习学生，并表明需要帮助时，可转介给精神卫生社会工作者。

三、院校实习精神卫生社会工作实务中常见问题及应对策略

（一）精神卫生相关知识薄弱，专业技能不足

目前，高校在课程设置、教学方式、实习安排等方面均存在各种程度的不足，课堂授课多停留在理论层面，专门针对精神障碍患者的相关理论与实务较少，导致实习学生在实习前才会恶补精神障碍基本常识、沟通和接触技巧等，缺乏系统的理论和实务训练，实习效果可想而知。

在这种情况下，高校尤其是医科类院校可增设精神卫生社会工作选修课，或者邀请精神卫生社会工作者举办讲座等，使学生提前对精神卫生基本知识有所了解。同时也可以邀请以前在精神卫生领域实习过的学生进行实习分享，使后续参与精神卫生实习的学生有经验可借鉴。

（二）重视各类咨询技巧，忽视聆听的作用

大多数实习学生刚到实习岗位，迫不及待要接触患者，期待能将课堂上学到的各种专业技巧运用到实践中，过于关注技巧的应用，反而真正在实务工作中常常遭遇尴尬，导致服务对象对服务效果反馈不佳。

在这种情况下，机构督导及学校督导首先要向实习学生强调建立专业关系的重要性，只有社会工作者和服务对象建立了良好的信任关系，服务对象才会向社会工作者敞开心扉。在实务中经常会遇到在精神卫生社会工作者组织的活动中，服务对象表现很乐观也很主动，这是好的一方面，但督导应提醒实习学生重视，如果服务对象某天希望向你诉说他的烦恼和困

扰，这时候实习学生更应仔细聆听，真正的个案服务可能从此开始。实习学生必须主动介入服务对象的日常生活中，多聆听、多体验，并根据场景的不同灵活应变，为服务对象提供服务。

（三）不考虑服务对象的实际情况，盲目照搬各类社工活动

实习学生初到实习单位，大部分都怀着满腔热情，迫切希望在临床科室开展各类服务，遇上某个愿意和实习学生交谈的患者，迫不及待想挖掘患者的一切信息，并希望解决他的所有问题。在小组活动方案设计中，社工经典游戏轮番使用，而不考虑精神障碍患者的特殊性。

在这种情况下，督导必须提醒实习学生，在提供任何服务前，必须精准掌握精神障碍患者的躯体、精神状况、忌讳话题等，并考虑精神科药物副作用对记忆、认知等的影响。例如，对有些因药物副作用而近记忆受损的患者，不宜开展需要记忆或类似知识竞赛的活动；对躁狂症或者双相情感障碍的患者，不宜开展气氛过于热烈的活动，以免其情绪更加高涨而影响病情；对抑郁症患者，在活动初期尽量少探讨生命价值、人生意义等比较沉重的话题。

（四）重视完成实习指标数量，忽视服务对象的真正需求

不少实习学生刚到医院，稍微熟悉一下环境，就着急要开展个案和各类型的小组活动，从自己的主观愿望出发，没有静下心与患者和家属沟通交流，设计的活动与患者的实际需求关联不大，导致患者参与度较低，实习学生也有较大的挫败感。

在这种情况下，不管是学校督导还是机构督导，在实习准备阶段以及实习督导的各个过程中，必须反复向实习学生强调：服务对象合理的需求和利益永远是第一位的。医院提供给学生实习的机会，是基于服务对象的需求以及学生的能力双方面的考虑，但反对实习学生为了完成实习指标而无所顾忌地去尝试，甚至作出损害服务对象利益的事情。当然，在此前提下，督导也应该防止实习学生走入为了维护专业关系而无原则地讨好甚至迁就服务对象的极端。

档案编号：_____

个案社会工作档案

个案编码：_____ 　　个案来源：_____

接案社工：_____ 　　转介社工：_____

开案日期：_____ 　　结案/转介日期：_____

档案目录

1	个案服务登记表	_____份
2	社工服务知情同意书	_____份
3	个案资料表	_____份
4	个案服务预估及计划表	_____份
5	个案服务记录表	_____份
6	个案结案评估表	_____份
7	辅导服务终止通知	_____份
8	其他资料	

建档人：_____　建档时间：____年____月____日　审核人：_____

个案服务登记表

案主姓名		负责社工		负责督导	
服务日期	联络方式	接触人士	跟进内容		

　　注：（1）本表格用于每个个案过程中，社工为案主提供的所有服务形式记录；（2）联络方式可以是电话、家访、面谈、信件、其他（请注明）等；（3）接触人士，指为服务对象提供服务过程中所接触的人士，如案主亲属、协调资源过程中接触到的各部门工作人员等。

个案社会工作服务知情同意书

在您提供有关个人资料前，请详细阅读本声明：

收集个人资料的目的：您所提供的个人资料，将会被社会工作者作为接受个案辅导服务时使用。若您未能提供足够的个人资料，社工将不能处理您的服务申请或向您提供适当的服务。请准确提供您的资料并在资料有所变动时及时通知相应的社会工作者。

个人资料的使用：为了能够促进您的全面康复，您所提供的个人资料社会工作者将会与您的主管医生、主管护士、康复治疗师、心理治疗师/咨询师等相关人员进行共享（您强调要求特殊保密的除外）。

查阅个人资料：除个人资料（隐私）条例特定的豁免外，您有权向社工部负责人要求查阅本医院所存有关于您的个人资料。

接受社工服务同意书：

1. 本人完全明白及同意社会工作者收集本人资料的目的是基于本人向社工部申请服务，本人亦明白收集服务对象资料声明的内容。

2. 本人愿意接受社会工作者所提供的辅导服务，并承诺积极参与。

3. 本人愿意接受社会工作者所提供的辅导服务，并愿意动员家属以及其他相关人士积极参与辅导过程。

4. 本人了解社工提供服务的原则，如安全、保密、诚信、守时等，社会工作者有权利对多次违背服务原则且劝导无效者停止服务。

案主签名：_____   监护人签名：_____   社工签名：_____
日　期：　年　月　日   日　期：　年　月　日   日　期：　年　月　日

个案资料表

住 院 号		姓 名		性 别	□男□女	年 龄	
职 业		文化程度		民 族		入住病区	
入院时间		主管医生		主管护士		第___次入住	
婚姻状况	□未婚 □已婚 □离异 □丧偶			兴趣爱好			
联系地址	市 县（区） 乡（街道） 村			联系人及电话			
入院诊断				可能诱因			
躯体疾病	□无 □有（请注明）			饮食禁忌	□无 □有（请注明）		
吸烟情况	□无 □有（请注明）			酒精依赖	□无 □有（请注明）		
睡眠情况	□差 □一般 □好			体重情况	□偏瘦 □正常 □超重		
就医史							
性格类型	病前：□内向 □中性 □外向　　现在：□内向 □中性 □外向						
情绪状态	□差 □一般 □好			压力应对能力	□差 □一般 □好		
人际沟通	□差 □一般 □好			环境适应能力	□差 □一般 □好		
成长情况概述（含经历的重大事件等）							
家庭成员关系或家庭成员互动模式							
家庭经济情况							
社交网络（朋辈、社区）							
精神健康常识	患者本人　□完全不了解 □略有了解 □基本了解 □非常了解 主要照顾者 □完全不了解 □略有了解 □基本了解 □非常了解						
接受回访形式	□电话回访 □入户回访 □来医院购药前提前预约 □谢绝任何回访						

个案服务预估及计划表

案主姓名		入住科室		主管医师	
求助原因					
问题预估					
评估结果	□非服务范围，建议转介　□属服务范围，开启个案				
服务方式	□个案服务　□家庭服务　□健康宣教　□小组服务 □社交康乐　□其他服务形式				
总目标					
长期目标					
短期目标					
辅导理论					
辅导策略					
督导建议					

社会工作者：＿＿＿＿＿＿　　督导：＿＿＿＿＿＿　　日期：＿＿年＿＿月＿＿日

个案服务记录表

案主姓名		服务时间		服务地点	
服务方式	□个案服务　□家庭服务　□健康宣教　□小组服务　□社交康乐　□其他				
主要目标					
服务内容					
评估反思					
跟进计划					
督导建议					

社会工作者：_____　　督导：_____　　日期：___年___月___日

个案结案评估表

案主姓名		入住科室		负责社工	
接案日期		结案日期		服务次数	
结案原因					
已提供服务					
目标达成情况					
案主问题解决情况					
社工自评					
其他反馈					
督导建议					

社会工作者：_____　　督导：_____　　日期：___年___月___日

辅导服务终止通知

_____先生/女士：

　　您好，在_____年_____月_____日的会谈中，经社工_____与您商讨后，您同意终止个案辅导服务。个案辅导服务由_____年_____月_____日起正式终止。出院后如有其他合理需求，请与我们联系。如果方便，也请留下您的联系方式：_____

顺祝生活愉快！

　　社工签署：_____　　　　　　　　日 期：　　年　月　日

————————————沿此线剪下————————————

辅导服务终止通知

_____先生/女士：

　　您好，在_____年_____月_____日的会谈中，经社工_____与您商讨后，您同意终止个案辅导服务。个案辅导服务由_____年_____月_____日起正式终止。出院后如有其他合理需求，请与我们联系。如果方便，也请留下您的联系方式：_____

顺祝生活愉快！

　　社工签署：_____　　　　　　　　日 期：　　年　月　日

档案编号：_____

小组社会工作档案

小组名称：_____

服务科室：_____   负责社工：_____

开始日期：____年____月____日   结束日期：____年____月____日

档案目录

1	小组计划书	_____份
2	小组知情同意书	_____份
3	小组活动记录表	_____份
4	小组总结报告	_____份
5	小组意见反馈表	_____份
6	其他资料	_____份

建档人：_____   建档时间：_____年_____月_____日   审核人：_____

小组计划书

小组基本情况	小组背景				
	小组对象				
	小组理念				
预期目标	短期目标				
	长期目标				
小组设计	小组名称				
	小组性质				
	小组节次				
	参加人数				
	实施时间				
	实施地点				
	招募方法				
	负责社工				
	协助人员				
小组安排	节 次	时间	地点	主 题	
	第一节				
	第二节				
	第三节				
	第四节				
	第五节				
	第六节				
费用预算					
应急预案					
其他说明					

小组知情同意书

在初步了解小组社会工作的活动目的、活动计划、活动流程、活动原则等情况后，我自愿参加此次小组社会工作活动，在活动期间，我愿遵守如下约定：

第一，按时参加活动。

第二，小组活动时，我对其他成员保持信任态度，愿与他们坦诚相待，分享自己的感受。

第三，对于小组组员在活动中分享的个人隐私内容，我绝对保密。

第四，小组活动时，不对他人进行言语攻击。

第五，小组活动之外，我不做任何有损小组成员利益的事情。

第六，尽己所能完成小组组长布置的作业。

组员签名：_____

小组活动记录表

小组名称			
小组性质			
小组节次		本节主题	
活动时间		活动地点	
负责社工		辅助人员	
参与人数		缺席人数	
本节任务和目标			
活动内容			
组员表现			
社工总结			
督导建议			

小组总结报告

目标完成情况	小组目标				
	达成情况				
小组设计执行总结	程序设计				
	执行情况				
	组员参与				
	社工表现				
财务支出	支出项目	数量	单价	总计	备注
小组评估	组员评价				
	社工自评				
	督导反馈				
后续跟进					

小组意见反馈表

亲爱的朋友，您好！

　　为提高社工部的服务质量，社工邀请您对本期小组进行评估与反馈。以下问题，请在您认为合适的选项后面打钩（√）。

1. 整体而言，您认为本期小组活动能否达到您的期望：

　　能够达到（　）　一般（　）　没有达到（　）

2. 您认为活动的地点是否合适：

　　不满意（　）　一般（　）　满意（　）　非常不满意（　）

3. 您认为活动的内容设置如何：

　　不满意（　）　一般（　）　满意（　）　非常满意（　）

4. 您认为活动气氛：

　　沉闷（　）　一般（　）　有趣（　）

5. 您对活动的形式满意度：

　　不满意（　）　一般（　）　满意（　）　非常满意（　）

6. 整体来说，您认为自己的投入程度是：

　　非常投入（　）　一般投入（　）　不够投入（　）

7. 对社会工作者的表现是否满意：

　　不满意（　）　一般（　）　满意（　）　非常满意（　）

8. 您认为本期小组活动有哪些地方可以改善，请提出您的建议：

　　　　非常感谢您的意见和建议，祝您早日康复！

个别督导记录表

被督导者姓名/职位：_____/_____ 　　督导员姓名：_____

日期（年/月/日）：_____ 　时间：_____ 　地点：_____

督导范围：_____

_____

_____

_____

_____

_____

表现良好事项：_____

_____

_____

_____

须改善事项：_____

_____

_____

_____

被督导者态度/响应：□ 接纳

　　　　　　　　　□ 有保留，原因：_____

　　　　　　　　　□ 不接纳，原因：_____

　　　　　　　　　□ 其他：_____

督导员签署：_____ 　　被督导者签阅：_____

注：本表由督导员记录，请用手写，并经过被督导者签阅后存档。

集体督导记录表

被督导者：_____　　督导员姓名：_____

日期（年/月/日）：_____　时间：_____　地点：_____

督导摘要：_____

_____

_____

_____

_____

_____

_____

_____

_____

_____

_____

_____

_____

_____

_____

_____

_____

_____

_____

督导员签署：

被督导者签阅：

注：本表指定一名被督导员记录，请用手写，并经过督导员、被督导者签阅后存档。

其他服务记录表

社会工作电话回访表

个人资料							
姓名		性别		年龄		民族	
入住科室		住院号		入院时间		出院时间	
回访时间		接电话者		与患者关系			
家庭住址	市　　县（区）　　乡（街道）　　村			联系电话			
入院时基本情况							
出院时基本情况							
出院后服药情况	□遵照医嘱服药　□需家人提醒可服药　□自行减药 □自行停药　□悄悄扔药或藏药　□不需服药						
副反应	□无　□轻微　□一般　□严重						
应激事件	□无　□有						
与病前相比变化							
精神状态	□不如以前　□相差不大　□比以前好						
沟通能力	□不如以前　□相差不大　□比以前好						
对家人态度	□不如以前　□相差不大　□比以前好						
与病前相比变化							
康复中存在的问题（可多选）	□服药不规律，影响疗效　□经济困难，后续治疗和康复难以保障 □周围环境的影响　□家庭成员间关系紧张，不利于患者康复 □人际交往受限　□工作受限　□其他原因　□无						
备注							
家属意愿	□可入户　□不可入户		入户回访		□是　□否		
社工介入	□是　□否						

社会工作者：_____　　督导：_____　　日期：____年____月____日

社会工作入户回访表

个人资料							
姓 名		性 别		年 龄		民族	
入住科室		主管医师		住院号			
入院时间		出院时间		回访时间			
接电话者		与患者关系		联系电话			
家庭住址							
入户原因							
入户人员							
基本情况							
服药情况	□遵照医嘱服药　□需家人提醒可服药　□自行减药						
	□自行停药　□悄悄扔药或藏药　□不需服药						
副反应	□无　□轻微　□一般　□严重						
应激事件	□无　□有						
精神状态	□不如以前　□相差不大　□比以前好						
沟通能力	□不如以前　□相差不大　□比以前好						
对人态度	□不如以前　□相差不大　□比以前好						
入户回访记录							

社会工作者：_____　　督导：_____　　日期：___年___月___日

餐前餐后活动记录表

临床科室		活动日期	年　月　日	参与人数	
活动主题					
主持社工		活动时间	时　分— 时　分		
协助人员					
过程简介					
活动反馈					
备注					

出院评估表

基本情况：

入住科室		姓名		性别		年龄	

健康状况：

精神症状	□完全消失　□大部分消失　□部分消失
自知力	□完全恢复　□大部分恢复　□部分恢复
服药依从性	□主动服药　□不愿意服药　□被动依从服药
饮食情况	□食欲较好　□食欲一般　□食欲较差
睡眠情况	□睡眠较好　□睡眠一般　□睡眠较差
肢体活动	□活动正常　□大部分受限　□小部分受限
生活自理	□能自理　□部分能自理　□不能自理
出院时疗效	□痊愈　□好转　□未愈　□死亡　□其他

健康指导：

□ 注意饮食调整，保证充分的营养

□ 根据自身情况进行适当体育锻炼，增强体质

□ 遵医嘱，按时按剂量规律服药

□ 按照约定的时间，定期复诊

□ 保持良好的心情，有利于疾病康复

□ 养成良好的卫生和生活习惯，规律作息

□ 记住主管大夫或社工的联系方式，出院后可随时求助

□ 其他个性化指导建议

社会工作者：_____　　督导：_____　　日期：___年___月___日

出院患者社会工作评估表

（第一次电话回访记录）

姓名：_____ 性别：_____ 住院科室：_____ 主管医生：_____

家庭详细住址：_____ 联系电话：_____

入院时间：_____ 出院时间：_____ 入院诊断：_____

入院时基本情况：_____

_____

出院时基本情况：_____

_____

患者出院后服药详细记录：_____

_____

电话回访时间：_____ 接电话者：_____ 与患者关系：_____

患者出院后服药情况：严格遵照医嘱服药（ ）；不主动服药（ ）；服药需要家人提醒（ ）；自行减药、停药（ ）；偷偷藏药、扔药（ ）；其他（ ）

患者是否有药物副反应：是（ ）；否（ ）。程度：正常（ ）；一般（ ）；严重（ ）

出院后是否有引起患者较大情绪波动的事件发生：是（ ）；否（ ）

患者的生产、生活技能与病前相比：不如以前（ ）；相差不大（ ）；比以前稍好（ ）

患者的精神状态与病前相比：不如以前（ ）；相差不大（ ）；比以前稍好（ ）

患者的沟通交往能力与病前相比：不如以前（ ）；相差不大（ ）；比以前稍好（ ）

目前患者对家人的态度与病前相比：不如以前（ ）；相差不大（ ）；比以前稍好（ ）

出院后家人对患者的态度：不如以前（ ）；相差不大（ ）；比以前稍好（ ）

出院后周围人对患者的态度：不如以前（ ）；相差不大（ ）；比以前稍好（ ）

您认为患者目前康复中存在的主要问题有（可多选）：服药不规律，影响疗效（ ）；经济困难，后续治疗和康复难以保障（ ）；周围环境的负面影响（ ）；家庭成员间关系紧张，不利于患者康复（ ）；其他原因 _____

社工了解到的其他情况：_____

_____

_____

综上所述，您认为该患者是否需要社工介入：是（ ） 否（ ）

是否需要入户回访：是（ ） 否（ ）

社会工作者：_____ 督导：_____ 日期：___年___月___日

出院患者社会工作评估表

(第 次电话回访记录)

姓名:_____ 性别:_____ 住院科室:_____ 主管医生:_____

家庭详细住址:_____ 联系电话:_____

电话回访时间:_____ 距出院____天 距首次电话回访____天

接电话者:_____ 与患者关系:_____

患者目前服药情况较上次回访时是否有所改善:是( ) 否( )

患者药物副反应情况较上次回访时是否有所改善:是( ) 否( )

患者精神状态较上次回访时是否有所改善:是( ) 否( )

患者对家人的态度较上次回访时是否有所改善:是( ) 否( )

家人对患者的态度较上次回访时是否有所改善:是( ) 否( )

患者的生产、生活技能较上次回访时是否有所改善:是( ) 否( )

患者与他人的沟通交往能力较上次回访时是否有所改善:是( ) 否( )

患者康复中存在的主要问题较上次回访时是否有所改善:是( ) 否( )

目前患者康复中存在的主要问题还有哪些:_____

_____

_____

_____

上述问题是否需要医院相关部门协助解决:是( ) 否( )

社工了解到的其他情况:_____

_____

_____

_____

综上所述,您认为该患者是否需要社工介入:是( ) 否( )

是否需要入户回访:是( ) 否( )

社会工作者:_____ 督导:_____ 日期:____年____月____日

出院患者服务记录

（第　　次服务记录）

姓名：_____　　性别：_____　　住院科室：_____　　主管医生：_____

家庭详细住址：_____　　联系电话：_____

患者存在的主要问题：_____

_____

_____

_____

社工介入目标：_____

_____

_____

社工介入方案：_____

_____

_____

_____

_____

_____

_____

社工介入效果：_____

_____

_____

_____

_____

社会工作者：_____　　　　督导：_____　　　　日期：____年____月____日

出院患者入户调查记录

姓名：_____　性别：_____　住院科室：_____　主管医生：_____

家庭详细住址：_____　联系电话：_____

入户调查原因：_____

入户调查人员名单：_____

入户调查基本情况记录：_____

_____

_____

_____

_____

_____

_____

_____

_____

_____

_____

_____

_____

_____

_____

_____

_____

_____

_____

_____

_____

_____

_____

社会工作者：_____　督导：_____　日期：___年___月___日

中华人民共和国精神卫生法

（由全国人民代表大会常务委员会于 2012 年 10 月 26 日发布，

自 2013 年 5 月 1 日起施行。）

第一章　总则

第一条　为了发展精神卫生事业，规范精神卫生服务，维护精神障碍患者的合法权益，制定本法。

第二条　在中华人民共和国境内开展维护和增进公民心理健康、预防和治疗精神障碍、促进精神障碍患者康复的活动，适用本法。

第三条　精神卫生工作实行预防为主的方针，坚持预防、治疗和康复相结合的原则。

第四条　精神障碍患者的人格尊严、人身和财产安全不受侵犯。

精神障碍患者的教育、劳动、医疗以及从国家和社会获得物质帮助等方面的合法权益受法律保护。

有关单位和个人应当对精神障碍患者的姓名、肖像、住址、工作单位、病历资料以及其他可能推断出其身份的信息予以保密；但是，依法履行职责需要公开的除外。

第五条　全社会应当尊重、理解、关爱精神障碍患者。

任何组织或者个人不得歧视、侮辱、虐待精神障碍患者，不得非法限制精神障碍患者的人身自由。

新闻报道和文学艺术作品等不得含有歧视、侮辱精神障碍患者的内容。

第六条　精神卫生工作实行政府组织领导、部门各负其责、家庭和单位尽力尽责、全社会共同参与的综合管理机制。

第七条　县级以上人民政府领导精神卫生工作，将其纳入国民经济和社会发展规划，建设和完善精神障碍的预防、治疗和康复服务体系，建立健全精神卫生工作协调机制和工作责任制，对有关部门承担的精神卫生工作进行考核、监督。

乡镇人民政府和街道办事处根据本地区的实际情况，组织开展预防精神障碍发生、促进精神障碍患者康复等工作。

第八条　国务院卫生行政部门主管全国的精神卫生工作。县级以上地方人民政府卫生行政部门主管本行政区域的精神卫生工作。

县级以上人民政府司法行政、民政、公安、教育、人力资源社会保障等部门在各自职责范围内负责有关的精神卫生工作。

第九条　精神障碍患者的监护人应当履行监护职责，维护精神障碍患者的合法权益。

禁止对精神障碍患者实施家庭暴力，禁止遗弃精神障碍患者。

第十条　中国残疾人联合会及其地方组织依照法律、法规或者接受政府委托，动员社会力量，开展精神卫生工作。

村民委员会、居民委员会依照本法的规定开展精神卫生工作，并对所在地人民政府开展的精神卫生工作予以协助。

国家鼓励和支持工会、共产主义青年团、妇女联合会、红十字会、科学技术协会等团体依法开展精神卫生工作。

第十一条　国家鼓励和支持开展精神卫生专门人才的培养，维护精神卫生工作人员的合法权益，加强精神卫生专业队伍建设。

国家鼓励和支持开展精神卫生科学技术研究，发展现代医学、我国传统医学、心理学，提高精神障碍预防、诊断、治疗、康复的科学技术水平。

国家鼓励和支持开展精神卫生领域的国际交流与合作。

第十二条　各级人民政府和县级以上人民政府有关部门应当采取措施，鼓励和支持组织、个人提供精神卫生志愿服务，捐助精神卫生事业，兴建精神卫生公益设施。

对在精神卫生工作中作出突出贡献的组织、个人，按照国家有关规定给予表彰、奖励。

第二章　心理健康促进和精神障碍预防

第十三条　各级人民政府和县级以上人民政府有关部门应当采取措施，加强心理健康促进和精神障碍预防工作，提高公众心理健康水平。

第十四条　各级人民政府和县级以上人民政府有关部门制定的突发事件应急预案，应当包括心理援助的内容。发生突发事件，履行统一领导职责或者组织处置突发事件的人民政府应当根据突发事件的具体情况，按照应急预案的规定，组织开展心理援助工作。

第十五条　用人单位应当创造有益于职工身心健康的工作环境，关注职工的心理健康；对处于职业发展特定时期或者在特殊岗位工作的职工，应当有针对性地开展心理健康教育。

第十六条　各级各类学校应当对学生进行精神卫生知识教育；配备或者聘请心理健康教育教师、辅导人员，并可以设立心理健康辅导室，对学生进行心理健康教育。学前教育机构应当对幼儿开展符合其特点的心理健康教育。

发生自然灾害、意外伤害、公共安全事件等可能影响学生心理健康的事件，学校应当及时组织专业人员对学生进行心理援助。

教师应当学习和了解相关的精神卫生知识，关注学生心理健康状况，正确引导、激励学生。地方各级人民政府教育行政部门和学校应当重视教师心理健康。

学校和教师应当与学生父母或者其他监护人、近亲属沟通学生心理健康情况。

第十七条　医务人员开展疾病诊疗服务，应当按照诊断标准和治疗规范的要求，对就诊者进行心理健康指导；发现就诊者可能患有精神障碍的，应当建议其到符合本法规定的医疗机构就诊。

第十八条　监狱、看守所、拘留所、强制隔离戒毒所等场所，应当对服刑人员，被依法拘留、逮捕、强制隔离戒毒的人员等，开展精神卫生知识宣传，关注其心理健康状况，必要时提供心理咨询和心理辅导。

第十九条　县级以上地方人民政府人力资源社会保障、教育、卫生、司法行政、公安等部门应当在各自职责范围内分别对本法第十五条至第十八条规定的单位履行精神障碍预防义务的情况进行督促和指导。

第二十条　村民委员会、居民委员会应当协助所在地人民政府及其有关部门开展社区心理健康指导、精神卫生知识宣传教育活动，创建有益于居民身心健康的社区环境。

乡镇卫生院或者社区卫生服务机构应当为村民委员会、居民委员会开展社区心理健康指导、精神卫生知识宣传教育活动提供技术指导。

第二十一条　家庭成员之间应当相互关爱，创造良好、和睦的家庭环境，提高精神障碍预防意识；发现家庭成员可能患有精神障碍的，应当帮助其及时就诊，照顾其生活，做好看护管理。

第二十二条　国家鼓励和支持新闻媒体、社会组织开展精神卫生的公益性宣传，普及精神卫生知识，引导公众关注心理健康，预防精神障碍的发生。

第二十三条　心理咨询人员应当提高业务素质，遵守执业规范，为社会公众提供专业化的心理咨询服务。

心理咨询人员不得从事心理治疗或者精神障碍的诊断、治疗。

心理咨询人员发现接受咨询的人员可能患有精神障碍的，应当建议其到符合本法规定的医疗机构就诊。

心理咨询人员应当尊重接受咨询人员的隐私，并为其保守秘密。

第二十四条　国务院卫生行政部门建立精神卫生监测网络，实行严重精神障碍发病报告制度，组织开展精神障碍发生状况、发展趋势等的监测和专题调查工作。精神卫生监测和严重精神障碍发病报告管理办法，由国务院卫生行政部门制定。

国务院卫生行政部门应当会同有关部门、组织，建立精神卫生工作信息共享机制，实现信息互联互通、交流共享。

第三章　精神障碍的诊断和治疗

第二十五条　开展精神障碍诊断、治疗活动，应当具备下列条件，并依照医疗机构的管理规定办理有关手续：

（一）有与从事的精神障碍诊断、治疗相适应的精神科执业医师、护士；

（二）有满足开展精神障碍诊断、治疗需要的设施和设备；

（三）有完善的精神障碍诊断、治疗管理制度和质量监控制度。

从事精神障碍诊断、治疗的专科医疗机构还应当配备从事心理治疗的人员。

第二十六条　精神障碍的诊断、治疗，应当遵循维护患者合法权益、尊重患者人格尊严的原则，保障患者在现有条件下获得良好的精神卫生服务。

精神障碍分类、诊断标准和治疗规范，由国务院卫生行政部门组织制定。

第二十七条　精神障碍的诊断应当以精神健康状况为依据。

除法律另有规定外，不得违背本人意志进行确定其是否患有精神障碍的医学检查。

第二十八条　除个人自行到医疗机构进行精神障碍诊断外，疑似精神障碍患者的近亲属可以将其送往医疗机构进行精神障碍诊断。对查找不到近亲属的流浪乞讨疑似精神障碍患者，由当地民政等有关部门按照职责分工，帮助送往医疗机构进行精神障碍诊断。

疑似精神障碍患者发生伤害自身、危害他人安全的行为，或者有伤害自身、危害他人安全的危险的，其近亲属、所在单位、当地公安机关应当立即采取措施予以制止，并将其送往医疗机构进行精神障碍诊断。

医疗机构接到送诊的疑似精神障碍患者，不得拒绝为其作出诊断。

第二十九条　精神障碍的诊断应当由精神科执业医师作出。

医疗机构接到依照本法第二十八条第二款规定送诊的疑似精神障碍患者，应当将其留院，立即指派精神科执业医师进行诊断，并及时出具诊断结论。

第三十条　精神障碍的住院治疗实行自愿原则。

诊断结论、病情评估表明，就诊者为严重精神障碍患者并有下列情形之一的，应当对其实施住院治疗：

（一）已经发生伤害自身的行为，或者有伤害自身的危险的；

（二）已经发生危害他人安全的行为，或者有危害他人安全的危险的。

第三十一条　精神障碍患者有本法第三十条第二款第一项情形的，经其监护人同意，医疗机构应当对患者实施住院治疗；监护人不同意的，医疗机构不得对患者实施住院治疗。监护人应当对在家居住的患者做好看护管理。

第三十二条　精神障碍患者有本法第三十条第二款第二项情形，患者或者其监护人对需要住院治疗的诊断结论有异议，不同意对患者实施住院治疗的，可以要求再次诊断和鉴定。

依照前款规定要求再次诊断的，应当自收到诊断结论之日起三日内向原医疗机构或者其他具有合法资质的医疗机构提出。承担再次诊断的医疗机构应当在接到再次诊断要求后指派二名初次诊断医师以外的精神科执业医师进行再次诊断，并及时出具再次诊断结论。承担再次诊断的执业医师应当到收治患者的医疗机构面见、询问患者，该医疗机构应当予以配合。

对再次诊断结论有异议的，可以自主委托依法取得执业资质的鉴定机构进行精神障碍医学鉴定；医疗机构应当公示经公告的鉴定机构名单和联系方式。接受委托的鉴定机构应当指定本机构具有该鉴定事项执业资格的二名以上鉴定人共同进行鉴定，并及时出具鉴定报告。

第三十三条　鉴定人应当到收治精神障碍患者的医疗机构面见、询问患者，该医疗机构应当予以配合。

鉴定人本人或者其近亲属与鉴定事项有利害关系，可能影响其独立、客观、公正进行鉴定的，应当回避。

第三十四条　鉴定机构、鉴定人应当遵守有关法律、法规、规章的规定，尊重科学，恪守职业道德，按照精神障碍鉴定的实施程序、技术方法和操作规范，依法独立进行鉴定，出具客观、公正的鉴定报告。

鉴定人应当对鉴定过程进行实时记录并签名。记录的内容应当真实、客观、准确、完整，记录的文本或者声像载体应当妥善保存。

第三十五条　再次诊断结论或者鉴定报告表明，不能确定就诊者为严重精神障碍患者，或者患者不需要住院治疗的，医疗机构不得对其实施住院治疗。

再次诊断结论或者鉴定报告表明，精神障碍患者有本法第三十条第二款第二项情形的，其监护人应当同意对患者实施住院治疗。监护人阻碍实施住院治疗或者患者擅自脱离住院治疗的，可以由公安机关协助医疗机构采取措施对患者实施住院治疗。

在相关机构出具再次诊断结论、鉴定报告前，收治精神障碍患者的医疗机构应当按照诊疗规范的要求对患者实施住院治疗。

第三十六条　诊断结论表明需要住院治疗的精神障碍患者，本人没有能力办理住院手续的，由其监护人办理住院手续；患者属于查找不到监护人的流浪乞讨人员的，由送诊的有关部门办理住院手续。

精神障碍患者有本法第三十条第二款第二项情形，其监护人不办理住院手续的，由患者所在单位、村民委员会或者居民委员会办理住院手续，并由医疗机构在患者病历中予以记录。

第三十七条　医疗机构及其医务人员应当将精神障碍患者在诊断、治疗过程中享有的权利，告知患者或者其监护人。

第三十八条　医疗机构应当配备适宜的设施、设备，保护就诊和住院治疗的精神障碍患者的人身安全，防止其受到伤害，并为住院患者创造尽可能接近正常生活的环境和条件。

第三十九条　医疗机构及其医务人员应当遵循精神障碍诊断标准和治疗规范，制定治疗方案，并向精神障碍患者或者其监护人告知治疗方案和治疗方法、目的以及可能产生的后果。

第四十条　精神障碍患者在医疗机构内发生或者将要发生伤害自身、危害他人安全、扰乱医疗秩序的行为，医疗机构及其医务人员在没有其他可替代措施的情况下，可以实施约束、隔离等保护性医疗措施。实施保护性医疗措施应当遵循诊断标准和治疗规范，并在实施后告知患者的监护人。

禁止利用约束、隔离等保护性医疗措施惩罚精神障碍患者。

第四十一条　对精神障碍患者使用药物，应当以诊断和治疗为目的，使用安全、有效的药物，不得为诊断或者治疗以外的目的使用药物。

医疗机构不得强迫精神障碍患者从事生产劳动。

第四十二条　禁止对依照本法第三十条第二款规定实施住院治疗的精神障碍患者实施以治疗精神障碍为目的的外科手术。

第四十三条　医疗机构对精神障碍患者实施下列治疗措施，应当向患者或者其监护人告知医疗风险、替代医疗方案等情况，并取得患者的书面同意；无法取得患者意见的，应当取得其监护人的书面同意，并经本医疗机构伦理委员会批准：

（一）导致人体器官丧失功能的外科手术；

（二）与精神障碍治疗有关的实验性临床医疗。

实施前款第一项治疗措施，因情况紧急查找不到监护人的，应当取得本医疗机构负责人和伦理委员会批准。

禁止对精神障碍患者实施与治疗其精神障碍无关的实验性临床医疗。

第四十四条　自愿住院治疗的精神障碍患者可以随时要求出院，医疗机构应当同意。

对有本法第三十条第二款第一项情形的精神障碍患者实施住院治疗的，监护人可以随时要求患者出院，医疗机构应当同意。

医疗机构认为前两款规定的精神障碍患者不宜出院的，应当告知不宜出院的理由；患者或者其监护人仍要求出院的，执业医师应当在病历资料中详细记录告知的过程，同时提出出院后的医学建议，患者或者其监护人应当签字确认。

对有本法第三十条第二款第二项情形的精神障碍患者实施住院治疗，医疗机构认为患者可以出院的，应当立即告知患者及其监护人。

医疗机构应当根据精神障碍患者病情，及时组织精神科执业医师对依照本法第三十条第二款规定实施住院治疗的患者进行检查评估。评估结果表明患者不需要继续住院治疗的，医疗机构应当立即通知患者及其监护人。

第四十五条　精神障碍患者出院，本人没有能力办理出院手续的，监护人应当为其办理出院手续。

第四十六条　医疗机构及其医务人员应当尊重住院精神障碍患者的通讯和会见探访者等权利。除在急性发病期或者为了避免妨碍治疗可以暂时性限制外，不得限制患者的通讯和会见探访者等权利。

第四十七条　医疗机构及其医务人员应当在病历资料中如实记录精神障碍患者的病情、治疗措施、用药情况、实施约束、隔离措施等内容，并如实告知患者或者其监护人。患者及其监护人可以查阅、复制病历资料；但是，患者查阅、复制病历资料可能对其治疗产生不利影响的除外。病历资料保存期限不得少于三十年。

第四十八条　医疗机构不得因就诊者是精神障碍患者，推诿或者拒绝为其治疗属于本医疗机构诊疗范围的其他疾病。

第四十九条　精神障碍患者的监护人应当妥善看护未住院治疗的患者，按照医嘱督促其按时服药、接受随访或者治疗。村民委员会、居民委员会、患者所在单位等应当依患者或者其监护人的请求，对监护人看护患者提供必要的帮助。

第五十条　县级以上地方人民政府卫生行政部门应当定期就下列事项对本行政区域内从事精神障碍诊断、治疗的医疗机构进行检查：

（一）相关人员、设施、设备是否符合本法要求；

（二）诊疗行为是否符合本法以及诊断标准、治疗规范的规定；

（三）对精神障碍患者实施住院治疗的程序是否符合本法规定；

（四）是否依法维护精神障碍患者的合法权益。

县级以上地方人民政府卫生行政部门进行前款规定的检查，应当听取精神障碍患者及其监护人的意见；发现存在违反本法行为的，应当立即制止或者责令改正，并依法作出处理。

第五十一条　心理治疗活动应当在医疗机构内开展。专门从事心理治疗的人员不得从事精神障碍的诊断，不得为精神障碍患者开具处方或者提供外科治疗。心理治疗的技术规范由国务院卫生行政部门制定。

第五十二条　监狱、强制隔离戒毒所等场所应当采取措施，保证患有精神障碍的服刑人员、强制隔离戒毒人员等获得治疗。

第五十三条　精神障碍患者违反治安管理处罚法或者触犯刑法的，依照有关法律的规定处理。

第四章　精神障碍的康复

第五十四条　社区康复机构应当为需要康复的精神障碍患者提供场所和条件，对患者进行生活自理能力和社会适应能力等方面的康复训练。

第五十五条　医疗机构应当为在家居住的严重精神障碍患者提供精神科基本药物维持治疗，并为社区康复机构提供有关精神障碍康复的技术指导和支持。

社区卫生服务机构、乡镇卫生院、村卫生室应当建立严重精神障碍患者的健康档案，对在家居住的严重精神障碍患者进行定期随访，指导患者服药和开展康复训练，并对患者的监护人进行精神卫生知识和看护知识的培训。县级人民政府卫生行政部门应当为社区卫生服务机构、乡镇卫生院、村卫生室开展上述工作给予指导和培训。

第五十六条　村民委员会、居民委员会应当为生活困难的精神障碍患者家庭提供帮助，并向所在地乡镇人民政府或者街道办事处以及县级人民政府有关部门反映患者及其家庭的情况和要求，帮助其解决实际困难，为患者融入社会创造条件。

第五十七条　残疾人组织或者残疾人康复机构应当根据精神障碍患者康复的需要，组织患者参加康复活动。

第五十八条　用人单位应当根据精神障碍患者的实际情况，安排患者从事力所能及的工作，保障患者享有同等待遇，安排患者参加必要的职业技能培训，提高患者的就业能力，为患者创造适宜的工作环境，对患者在工作中取得的成绩予以鼓励。

第五十九条 精神障碍患者的监护人应当协助患者进行生活自理能力和社会适应能力等方面的康复训练。

精神障碍患者的监护人在看护患者过程中需要技术指导的，社区卫生服务机构或者乡镇卫生院、村卫生室、社区康复机构应当提供。

第五章 保障措施

第六十条 县级以上人民政府卫生行政部门会同有关部门依据国民经济和社会发展规划的要求，制定精神卫生工作规划并组织实施。

精神卫生监测和专题调查结果应当作为制定精神卫生工作规划的依据。

第六十一条 省、自治区、直辖市人民政府根据本行政区域的实际情况，统筹规划，整合资源，建设和完善精神卫生服务体系，加强精神障碍预防、治疗和康复服务能力建设。

县级人民政府根据本行政区域的实际情况，统筹规划，建立精神障碍患者社区康复机构。

县级以上地方人民政府应当采取措施，鼓励和支持社会力量举办从事精神障碍诊断、治疗的医疗机构和精神障碍患者康复机构。

第六十二条 各级人民政府应当根据精神卫生工作需要，加大财政投入力度，保障精神卫生工作所需经费，将精神卫生工作经费列入本级财政预算。

第六十三条 国家加强基层精神卫生服务体系建设，扶持贫困地区、边远地区的精神卫生工作，保障城市社区、农村基层精神卫生工作所需经费。

第六十四条 医学院校应当加强精神医学的教学和研究，按照精神卫生工作的实际需要培养精神医学专门人才，为精神卫生工作提供人才保障。

第六十五条 综合性医疗机构应当按照国务院卫生行政部门的规定开设精神科门诊或者心理治疗门诊，提高精神障碍预防、诊断、治疗能力。

第六十六条 医疗机构应当组织医务人员学习精神卫生知识和相关法律、法规、政策。

从事精神障碍诊断、治疗、康复的机构应当定期组织医务人员、工作人员进行在岗培训，更新精神卫生知识。

县级以上人民政府卫生行政部门应当组织医务人员进行精神卫生知识培训，提高其识别精神障碍的能力。

第六十七条 师范院校应当为学生开设精神卫生课程；医学院校应当为非精神医学专业的学生开设精神卫生课程。

县级以上人民政府教育行政部门对教师进行上岗前和在岗培训，应当有精神卫生的内容，并定期组织心理健康教育教师、辅导人员进行专业培训。

第六十八条 县级以上人民政府卫生行政部门应当组织医疗机构为严重精神障碍患者免费提供基本公共卫生服务。

精神障碍患者的医疗费用按照国家有关社会保险的规定由基本医疗保险基金支付。医疗保险经办机构应当按照国家有关规定将精神障碍患者纳入城镇职工基本医疗保险、城镇居民基本医疗保险或者新型农村合作医疗的保障范围。县级人民政府应当按照国家有关规定对家庭经济困难的严重精神障碍患者参加基本医疗保险给予资助。人力资源社会保障、卫生、民政、财政等部门应当加强协调，简化程序，实现属于基本医疗保险基金支付的医疗费用由医疗机构与医疗保险经办机构直接结算。

精神障碍患者通过基本医疗保险支付医疗费用后仍有困难，或者不能通过基本医疗保险支付医疗费用的，民政部门应当优先给予医疗救助。

第六十九条 对符合城乡最低生活保障条件的严重精神障碍患者，民政部门应当会同有关部门及时将其纳入最低生活保障。

对属于农村五保供养对象的严重精神障碍患者，以及城市中无劳动能力、无生活来源且无法定赡养、抚养、扶养义务人，或者其法定赡养、抚养、扶养义务人无赡养、抚养、扶养能力的严重精神障碍患者，民政部门应当按照国家有关规定予以供养、救助。

前两款规定以外的严重精神障碍患者确有困难的，民政部门可以采取临时救助等措施，帮助其解决生活困难。

第七十条　县级以上地方人民政府及其有关部门应当采取有效措施，保证患有精神障碍的适龄儿童、少年接受义务教育，扶持有劳动能力的精神障碍患者从事力所能及的劳动，并为已经康复的人员提供就业服务。

国家对安排精神障碍患者就业的用人单位依法给予税收优惠，并在生产、经营、技术、资金、物资、场地等方面给予扶持。

第七十一条　精神卫生工作人员的人格尊严、人身安全不受侵犯，精神卫生工作人员依法履行职责受法律保护。全社会应当尊重精神卫生工作人员。

县级以上人民政府及其有关部门、医疗机构、康复机构应当采取措施，加强对精神卫生工作人员的职业保护，提高精神卫生工作人员的待遇水平，并按照规定给予适当的津贴。精神卫生工作人员因工致伤、致残、死亡的，其工伤待遇以及抚恤按照国家有关规定执行。

第六章　法律责任

第七十二条　县级以上人民政府卫生行政部门和其他有关部门未依照本法规定履行精神卫生工作职责，或者滥用职权、玩忽职守、徇私舞弊的，由本级人民政府或者上一级人民政府有关部门责令改正，通报批评，对直接负责的主管人员和其他直接责任人员依法给予警告、记过或者记大过的处分；造成严重后果的，给予降级、撤职或者开除的处分。

第七十三条　不符合本法规定条件的医疗机构擅自从事精神障碍诊断、治疗的，由县级以上人民政府卫生行政部门责令停止相关诊疗活动，给予警告，并处五千元以上一万元以下罚款，有违法所得的，没收违法所得；对直接负责的主管人员和其他直接责任人员依法给予或者责令给予降低岗位等级或者撤职、开除的处分；对有关医务人员，吊销其执业证书。

第七十四条　医疗机构及其工作人员有下列行为之一的，由县级以上人民政府卫生行政部门责令改正，给予警告；情节严重的，对直接负责的主管人员和其他直接责任人员依法给予或者责令给予降低岗位等级或者撤职、开除的处分，并可以责令有关医务人员暂停一个月以上六个月以下执业活动：

（一）拒绝对送诊的疑似精神障碍患者作出诊断的；

（二）对依照本法第三十条第二款规定实施住院治疗的患者未及时进行检查评估或者未根据评估结果作出处理的。

第七十五条　医疗机构及其工作人员有下列行为之一的，由县级以上人民政府卫生行政部门责令改正，对直接负责的主管人员和其他直接责任人员依法给予或者责令给予降低岗位等级或者撤职的处分；对有关医务人员，暂停六个月以上一年以下执业活动；情节严重的，给予或者责令给予开除的处分，并吊销有关医务人员的执业证书：

（一）违反本法规定实施约束、隔离等保护性医疗措施的；

（二）违反本法规定，强迫精神障碍患者劳动的；

（三）违反本法规定对精神障碍患者实施外科手术或者实验性临床医疗的；

（四）违反本法规定，侵害精神障碍患者的通讯和会见探访者等权利的；

（五）违反精神障碍诊断标准，将非精神障碍患者诊断为精神障碍患者的。

第七十六条　有下列情形之一的，由县级以上人民政府卫生行政部门、工商行政管理部门依据各自职责责令改正，给予警告，并处五千元以上一万元以下罚款，有违法所得的，没收违法所得；造成严重后果的，责令暂停六个月以上一年以下执业活动，直至吊销执业证书或者营业执照：

（一）心理咨询人员从事心理治疗或者精神障碍的诊断、治疗的；

（二）从事心理治疗的人员在医疗机构以外开展心理治疗活动的；

（三）专门从事心理治疗的人员从事精神障碍的诊断的；

（四）专门从事心理治疗的人员为精神障碍患者开具处方或者提供外科治疗的。

心理咨询人员、专门从事心理治疗的人员在心理咨询、心理治疗活动中造成他人人身、财产或者其他损害的，依法承担民事责任。

第七十七条　有关单位和个人违反本法第四条第三款规定，给精神障碍患者造成损害的，依法承担赔偿责任；对单位直接负责的主管人员和其他直接责任人员，还应当依法给予处分。

第七十八条　违反本法规定，有下列情形之一，给精神障碍患者或者其他公民造成人身、财产或者其他损害的，依法承担赔偿责任：

（一）将非精神障碍患者故意作为精神障碍患者送入医疗机构治疗的；

（二）精神障碍患者的监护人遗弃患者，或者有不履行监护职责的其他情形的；

（三）歧视、侮辱、虐待精神障碍患者，侵害患者的人格尊严、人身安全的；

（四）非法限制精神障碍患者人身自由的；

（五）其他侵害精神障碍患者合法权益的情形。

第七十九条　医疗机构出具的诊断结论表明精神障碍患者应当住院治疗而其监护人拒绝，致使患者造成他人人身、财产损害的，或者患者有其他造成他人人身、财产损害情形的，其监护人依法承担民事责任。

第八十条　在精神障碍的诊断、治疗、鉴定过程中，寻衅滋事，阻挠有关工作人员依照本法的规定履行职责，扰乱医疗机构、鉴定机构工作秩序的，依法给予治安管理处罚。

违反本法规定，有其他构成违反治安管理行为的，依法给予治安管理处罚。

第八十一条　违反本法规定，构成犯罪的，依法追究刑事责任。

第八十二条　精神障碍患者或者其监护人、近亲属认为行政机关、医疗机构或者其他有关单位和个人违反本法规定侵害患者合法权益的，可以依法提起诉讼。

第七章　附则

第八十三条　本法所称精神障碍，是指由各种原因引起的感知、情感和思维等精神活动的紊乱或者异常，导致患者明显的心理痛苦或者社会适应等功能损害。

本法所称严重精神障碍，是指疾病症状严重，导致患者社会适应等功能严重损害、对自身健康状况或者客观现实不能完整认识，或者不能处理自身事务的精神障碍。

本法所称精神障碍患者的监护人，是指依照民法通则的有关规定可以担任监护人的人。

第八十四条　军队的精神卫生工作，由国务院和中央军事委员会依据本法制定管理办法。

第八十五条　本法自 2013 年 5 月 1 日起施行。

全国精神卫生工作规划（2015—2020 年）

卫生计生委　中央综治办　发展改革委　教育部　公安部
民政部　司法部　财政部　人力资源社会保障部　中国残联

精神卫生是影响经济社会发展的重大公共卫生问题和社会问题。加强精神卫生工作，是深化医药卫生体制改革、维护和增进人民群众身心健康的重要内容，是全面推进依法治国、创新社会治理、促进社会和谐稳定的必然要求，对于建设健康中国、法治中国、平安中国具有重要意义。为深入贯彻落实《中华人民共和国精神卫生法》和《中共中央 国务院关于深化医药卫生体制改革的意见》，加强精神障碍的预防、治疗和康复工作，推动精神卫生事业全面发展，制定本规划。

一、规划背景

党和政府高度重视精神卫生工作，先后采取一系列政策措施，推动精神卫生事业发展。特别是"十二五"期间，精神卫生工作作为保障和改善民生以及加强和创新社会管理的重要举措，被列入国民经济和社会发展总体规划。在党中央、国务院的重视与支持下，有关部门加强协作，围绕《中华人民共和国精神卫生法》的贯彻落实，组织实施精神卫生防治体系建设与发展规划，安排资金改扩建精神卫生专业机构，改善精神障碍患者就医条件，通过基本公共卫生服务项目和重大公共卫生专项支持各地开展严重精神障碍患者管理服务，将严重精神障碍纳入城乡居民大病保险、重大疾病保障及城乡医疗救助制度范围，依法依规对不负刑事责任的精神障碍患者实施强制医疗，积极开展复员退伍军人、流浪乞讨人员、"三无"（无劳动能力、无生活来源且无法定赡养、抚养、扶养义务人，或者其法定赡养、抚养、扶养义务人无赡养、抚养、扶养能力）人员中精神障碍患者救治救助。各地认真贯彻党中央、国务院部署要求，落实政府责任，完

250

善保障机制，强化工作措施，深入开展严重精神障碍管理治疗工作，取得了显著成效，各级精神卫生工作政府领导与部门协调机制逐步建立，全国精神卫生防治体系和服务网络基本形成。截至 2014 年底，全国已登记在册严重精神障碍患者 430 万人，其中 73.2% 的患者接受了基层医疗卫生机构提供的随访管理及康复指导服务。

随着经济社会快速发展，生活节奏明显加快，心理应激因素日益增加，焦虑症、抑郁症等常见精神障碍及心理行为问题逐年增多，心理应激事件及精神障碍患者肇事肇祸案（事）件时有发生，老年痴呆症、儿童孤独症等特定人群疾病干预亟须加强，我国精神卫生工作仍然面临严峻挑战。

目前，我国精神卫生服务资源十分短缺且分布不均，全国共有精神卫生专业机构 1650 家，精神科床位 22.8 万张，精神科医师 2 万多名，主要分布在省级和地市级，精神障碍社区康复体系尚未建立。部分地区严重精神障碍患者发现、随访、管理工作仍不到位，监护责任难以落实，部分贫困患者得不到有效救治，依法被决定强制医疗和有肇事肇祸行为的患者收治困难。公众对焦虑症、抑郁症等常见精神障碍和心理行为问题认知率低，社会偏见和歧视广泛存在，讳疾忌医多，科学就诊少。总体上看，我国现有精神卫生服务能力和水平远不能满足人民群众的健康需求及国家经济建设和社会管理的需要。世界卫生组织《2013—2020 年精神卫生综合行动计划》提出，心理行为问题在世界范围内还将持续增多，应当引起各国政府的高度重视。

二、总体要求

（一）指导思想。以邓小平理论、"三个代表"重要思想、科学发展观为指导，深入贯彻党的十八大和十八届二中、三中、四中全会精神，认真实施《中华人民共和国精神卫生法》，按照党中央、国务院部署要求，以健全服务体系为抓手，以加强患者救治管理为重点，以维护社会和谐为导向，统筹各方资源，完善工作机制，着力提高服务能力与水平，健全患者救治救助制度，保障患者合法权益，维护公众身心健康，推动精神卫生事业全面发展。

（二）总体目标。到2020年，普遍形成政府组织领导、各部门齐抓共管、社会组织广泛参与、家庭和单位尽力尽责的精神卫生综合服务管理机制。健全完善与经济社会发展水平相适应的精神卫生预防、治疗、康复服务体系，基本满足人民群众的精神卫生服务需求。健全精神障碍患者救治救助保障制度，显著减少患者重大肇事肇祸案（事）件发生。积极营造理解、接纳、关爱精神障碍患者的社会氛围，提高全社会对精神卫生重要性的认识，促进公众心理健康，推动社会和谐发展。

（三）具体目标。

到2020年：

1. 精神卫生综合管理协调机制更加完善。省、市、县三级普遍建立精神卫生工作政府领导与部门协调机制。70%的乡镇（街道）建立由综治、卫生计生、公安、民政、司法行政、残联、老龄等单位参与的精神卫生综合管理小组。

2. 精神卫生服务体系和网络基本健全。健全省、市、县三级精神卫生专业机构，服务人口多且地市级机构覆盖不到的县（市、区）可根据需要建设精神卫生专业机构，其他县（市、区）至少在一所符合条件的综合性医院设立精神科。积极探索通过政府购买服务方式鼓励社会力量参与相关工作。

3. 精神卫生专业人员紧缺状况得到初步缓解。全国精神科执业（助理）医师数量增加到4万名。东部地区每10万人口精神科执业（助理）医师数量不低于3.8名，中西部地区不低于2.8名。基层医疗卫生机构普遍配备专职或兼职精神卫生防治人员。心理治疗师、社会工作师基本满足工作需要，社会组织及志愿者广泛参与精神卫生工作。

4. 严重精神障碍救治管理任务有效落实。掌握严重精神障碍患者数量，登记在册的严重精神障碍患者管理率达到80%以上，精神分裂症治疗率达到80%以上，符合条件的贫困严重精神障碍患者全部纳入医疗救助，患者肇事肇祸案（事）件特别是命案显著减少，有肇事肇祸行为的患者依法及时得到强制医疗或住院治疗。

5. 常见精神障碍和心理行为问题防治能力明显提升。公众对抑郁症等常见精神障碍的认识和主动就医意识普遍提高，医疗机构识别抑郁症的能力明显提升，抑郁症治疗率在现有基础上提高50%。各地普遍开展抑郁症等常见精神障碍防治，每个省（区、市）至少开通1条心理援助热线电话，100%的省（区、市）、70%的市（地、州、盟）建立心理危机干预队伍；发生突发事件时，均能根据需要及时、科学开展心理援助工作。

6. 精神障碍康复工作初具规模。探索建立精神卫生专业机构、社区康复机构及社会组织、家庭相互支持的精神障碍社区康复服务体系。70%以上的县（市、区）设有精神障碍社区康复机构或通过政府购买服务等方式委托社会组织开展康复工作。在开展精神障碍社区康复的县（市、区），50%以上的居家患者接受社区康复服务。

7. 精神卫生工作的社会氛围显著改善。医院、学校、社区、企事业单位、监管场所普遍开展精神卫生宣传及心理卫生保健。城市、农村普通人群心理健康知识知晓率分别达到70%、50%。高等院校普遍设立心理咨询与心理危机干预中心（室）并配备专职教师，中小学设立心理辅导室并配备专职或兼职教师，在校学生心理健康核心知识知晓率达到80%。

三、策略与措施

（一）全面推进严重精神障碍救治救助。

加强患者登记报告。各级卫生计生、综治、公安、民政、司法行政、残联等单位要加强协作，全方位、多渠道开展严重精神障碍患者日常发现登记和发病报告。村（居）民委员会要积极发现辖区内的疑似精神障碍患者，可应其家属请求协助其就医。具有精神障碍诊疗资质的医疗机构要落实严重精神障碍发病报告管理制度，按要求报告确诊的严重精神障碍患者。基层医疗卫生机构发现辖区内的确诊严重精神障碍患者要及时登记，并录入国家严重精神障碍信息管理系统。

做好患者服务管理。各地要按照"应治尽治、应管尽管、应收尽收"的要求，积极推行"病重治疗在医院，康复管理在社区"的服务模式，对于急性期和病情不稳定的患者，基层医疗卫生机构要及时转诊到精神卫生专业机构进行规范治疗，病情稳定后回到村（社区）接受精神科基本药物维持治疗。各级综治组织应当协调同级相关部门，推动乡镇（街道）建立精神卫生综合管理小组，动员社区组织、患者家属参与居家患者管理。基层医疗卫生机构要按照国家基本公共卫生服务规范要求，为辖区内严重精神障碍患者建立健康档案，提供随访管理、危险性评估、服药指导等服务。基层医务人员、民警、民政干事、综治干部、网格员、残疾人专职委员等要协同随访病情不稳定患者，迅速应对突发事件苗头，协助患者及其家属解决治疗及生活中的难题。各级政府及相关部门要研究建立肇事肇祸精神障碍患者收治管理机制，畅通有肇事肇祸行为或危险的严重精神障碍患者收治渠道，设立应急医疗处置"绿色通道"，并明确经费来源及其他保障措施。中央财政继续通过重大公共卫生专项对各地严重精神障碍管理治疗工作予以支持。

落实救治救助政策。各地要做好基本医疗保险、城乡居民大病保险、医疗救助、疾病应急救助等制度的衔接，发挥整合效应，逐步提高精神障碍患者医疗保障水平。对于符合条件的贫困患者，要按照有关规定，资助其参加基本医疗保险并对其难以负担的基本医疗费用给予补助。对于无法查明身份患者所发生的急救费用和身份明确但无力缴费患者所拖欠的急救费用，要按照有关规定，先由责任人、工伤保险和基本医疗保险等各类保险，以及医疗救助基金、道路交通事故社会救助基金等渠道支付；无上述渠道或上述渠道费用支付有缺口时，由疾病应急救助基金给予补助。对于因医保统筹地区没有符合条件的精神卫生专业机构而转诊到异地就医的患者，医保报销比例应当按照参保地政策执行。民政、卫生计生、人力资源社会保障、财政等部门要研究完善符合精神障碍诊疗特点的社会救助制度，做好贫困患者的社会救助工作。对于符合最低生活保障条件的，各级民政部门要及时纳入低保；对于不符合低保条件但确有困难的，或获得最低生活保障后生活仍有困难的，应当通过临时救助等措施帮助其解决基本生活困难。

完善康复服务。各地要逐步建立健全精神障碍社区康复服务体系，大力推广社会化、综合性、开放式的精神障碍和精神残疾康复工作模式，建立完善医疗康复和社区康复相衔接的服务机制，加强精神卫生专业机构对社区康复机构的技术指导。研究制定加快精神卫生康复服务发展的政策意见，完善精神卫生康复服务标准和管理规范。加强复员退伍军人、特困人员、低收入人员、被监管人员等特殊群体中精神障碍患者的康复服务保障。随着保障能力的提升，逐步扩大基本医疗保险对符合条件的精神障碍治疗性康复服务项目的支付范围。开展精神障碍社区康复机构示范性项目建设，促进社区康复机构增点拓面，通过政府购买服务鼓励和引导社会资源提供精神障碍社区康复服务，促进精神障碍患者回归社会。

（二）逐步开展常见精神障碍防治。

各级各类医疗卫生机构要开展医务人员精神障碍相关知识与技能培训，高等院校要加强对其心理咨询机构工作人员和学生工作者相关知识与技能培训，对就诊或求助者中的疑似精神障碍患者及时提供就医指导或转诊服务。精神卫生专业机构要建立会诊、转诊制度，指导其他医疗机构正确识别并及时转诊疑似精神障碍患者；要按照精神障碍分类及诊疗规范，提供科学规范合理的诊断与治疗服务，提高患者治疗率。各地要将抑郁症、儿童孤独症、老年痴呆症等常见精神障碍作为工作重点，关注妇女、儿童、老年人、职业人群的心理行为问题，探索适合本地区实际的常见精神障碍防治模式，鼓励有条件的地区为抑郁症患者提供随访服务。充分发挥中医药的作用，加强中医医疗机构精神类临床科室能力建设，鼓励中医专业人员开展常见精神障碍及心理行为问题防治和研究。

（三）积极开展心理健康促进工作。

各地要依法将心理援助内容纳入地方各级政府突发事件应急预案，依托现有精神科医师、心理治疗师、社会工作师和护士，分级组建突发事件心理危机干预队伍，定期开展培训和演练，发生突发事件后及时组织开展心理援助。鼓励、支持社会组织提供规范的心理援助服务信息，引导其有序参与灾后心理援助。具备条件的城市要依托 12320 热线及精神卫生专业机构建设心理援助热线和网络平台，向公众提供心理健康公益服务。精神卫生专业机构应当配备心理治疗人员，为精神障碍患者及高危人群提供专业的心理卫生服务。综合性医院及其他专科医院要对就诊者进行心理健康指导，基层医疗卫生机构要向辖区内居民提供心理健康指导。各级各类学校应当设置心理健康教育机构并配备专职人员，建立学生心理健康教育工作机制，制订校园突发危机事件处理预案。高等院校要与精神卫生专业机构建立稳定的心理危机干预联动协调机制，并设立心理健康教育示范中心。用人单位应当将心理健康知识纳入岗前和岗位培训，创造有益于职工身心健康的工作环境。监狱、看守所、拘留所、强制隔离戒毒所等要加强对被监管人员的心理咨询和心理辅导。

（四）着力提高精神卫生服务能力。

加强机构能力建设。"十三五"期间，国家有关部门重点支持各地提高基层精神卫生服务能力。各地要充分利用现有资源，大力加强县级精神卫生专业机构和精神障碍社区康复机构服务能力建设。各级卫生计生部门要委托同级精神卫生专业机构承担精神卫生技术管理和指导职能，负责医疗、预防、医学康复、健康教育、信息收集、培训和技术指导等工作。暂无精神卫生专业机构的地区，卫生计生部门要委托上一级或邻近地区精神卫生专业机构承担技术指导任务，并指定同级疾病预防控制机构负责相关业务管理。要鼓励社会资本举办精神卫生专业机构和社区康复机构，并通过政府购买服务发挥其在精神卫生防治管理工作中的作用。尚未建立强制医疗所的省（区、市），当地政府应当指定至少一所精神卫生专业机构履行强制医疗职能，并为其正常运转提供必要保障。

加强队伍建设。各地要建立健全精神卫生专业队伍，合理配置精神科医师、护士、心理治疗师，探索并逐步推广康复师、社会工作师和志愿者参与精神卫生服务的工作模式。各级精神卫生专业机构要按照区域内人口数及承担的精神卫生防治任务配置公共卫生人员，确保预防工作落实。每个基层医疗卫生机构至少配备 1 名专职或兼职人员承担严重精神障碍患者服务管理任务。教育部门要加强精神医学、应用心理学、社会工作学等精神卫生相关专业的人才培养工作；鼓励有条件的地区和高等院校举办精神医学本科专业；在医学教育中保证精神病学、医学心理学等相关课程的课时。卫生计生部门要加强精神科住院医师规范化培训、精神科护士培训；开展在精神科从业但执业范围为非精神卫生专业医师的变更执业范围培训，以及县级综合医院和乡镇卫生院（社区卫生服务中心）中临床类别执业医师或全科医师增加精神卫生执业范围的上岗培训。开展中医类别医师精神障碍防治培训，鼓励基层符合条件的精神卫生防治人员取得精神卫生执业资格。制订支持心理学专业人员在医疗机构从事心理治疗工作的政策，卫生计生、人力资源社会保障部门共同完善心理治疗人员职称评定办法。落实国家对精神卫生工作人员的工资待遇政策，提高其待遇水平，稳定精神卫生专业队伍。

（五）逐步完善精神卫生信息系统。

国家有关部门将精神卫生纳入全民健康保障信息化工程。省级卫生计生部门要统筹建设本地区精神卫生信息系统，并使其逐步与居民电子健康档案、电子病历和全员人口数据库对接。承担精神卫生技术管理与指导任务的机构要做好严重精神障碍患者信息审核、分析等，定期形成报告，为相关部门决策提供依据。各地应当逐级建立卫生计生、综治、公安、民政、人力资源社会保障、司法行政、残联等单位的严重精神障碍患者信息共享机制，重视并加强患者信息及隐私保护工作。要依法建立精神卫生监测网络，基本掌握精神障碍患者情况和精神卫生工作信息，有条件的地区每 5 年开展一次本地区精神障碍流行病学调查。

（六）大力开展精神卫生宣传教育。

各地要将宣传教育摆到精神卫生工作的重要位置。宣传部门要充分发挥传统媒体和新媒体作用，广泛宣传"精神疾病可防可治，心理问题及早求助，关心不歧视，身心同健康"等精神卫生核心知识，以及患者战胜疾病、回归社会的典型事例，引导公众正确认识精神障碍和心理行为问题，正确对待精神障碍患者。要规范对有关肇事肇祸案（事）件的报道，未经鉴定避免使用"精神病人"称谓进行报道，减少负面影响。教育、司法行政、工会、共青团、妇联、老龄等单位要针对学生、农村妇女和留守儿童、职业人群、被监管人员、老年人等重点人群分别制订宣传教育策略，有针对性地开展心理健康教育活动。各级卫生计生部门要组织医疗卫生机构开展多种形式的精神卫生宣传，增进公众对精神健康及精神卫生服务的了解，提高自我心理调适能力。

四、保障措施

（一）加强政府领导。各地要认真贯彻实施《中华人民共和国精神卫生法》，将精神卫生工作纳入当地国民经济和社会发展总体规划，制订年度工作计划和实施方案。建立完善精神卫生工作政府领导和部门协调机制。充分发挥基层综合服务管理平台作用，统筹规划，整合资源，切实加强本地区精神卫生服务体系建设。要将精神卫生有关工作作为深化医药卫生体制改革的重点内容，统筹考虑精神障碍患者救治救助、专业人才培养、专业机构运行保障等，推动精神卫生事业持续、健康、稳定发展。

（二）落实部门责任。各有关部门要按照《中华人民共和国精神卫生法》规定及相关政策要求，切实履行责任，形成工作合力，确保工作落到实处。综治组织要发挥综合治理优势，推动精神卫生工作重点、难点问题的解决。各级综治组织要加强调查研究、组织协调和督导检查，将严重精神障碍患者救治救助工作纳入社会治安综合治理（平安建设）考评，加大检查考核力度，对因工作不重视、监督不到位、救治不及时，导致发生已登记严重精神障碍患者肇事肇祸重大案（事）件的，严肃追究相关责任人和部门的责任。发展改革、卫生计生、公安、民政、司法行政等部门要按照"应治尽治、应管尽管、应收尽收"的要求，切实加强精神卫生防治网络建设。综治、卫生计生、公安、民政、司法行政、残联等单位要强化协作，进一步完善严重精神障碍防治管理与康复服务机制。发展改革、卫生计生、人力资源社会保障等部门要加强对包括精神障碍在内的医疗服务价格形成机制的研究与指导。民政部门要会同残联、发展改革、卫生计生、财政等单位探索制订支持精神障碍患者康复服务工作发展的保障政策，加强康复服务机构管理，不断提高康复服务规范化、专业化水平。各级残联组织要认真贯彻落实《中华人民共和国残疾人保障法》有关规定和中国残疾人事业发展纲要提出的精神残疾防治康复工作要求，推行有利于精神残疾人参与社会生活的开放式管理模式，依法保障精神残疾人的合法权益。卫生计生、人力资源社会保障、工商行政管理等部门要加强研究论证，探索心理咨询机构的管理模式，制订发展和规范心理咨询机构的相关政策。

（三）保障经费投入。各级政府要将精神卫生工作经费列入本级财政预算，根据精神卫生工作需要，加大财政投入力度，保障精神卫生工作所需经费，并加强对任务完成情况和财政资金使用绩效的考核，提高资金使用效益。各地要扎实推进基本公共卫生服务项目和严重精神障碍管理治疗工作，落实政府对精神卫生专业机构的投入政策。要建立多元化资金筹措机制，积极开拓精神卫生公益性事业投融资渠道，鼓励社会资本投入精神卫生服务和社区康复等领域。

（四）加强科学研究。各地区、各有关部门及研究机构要围绕精神卫生工作的发展要求，针对精神分裂症等重点疾病，以及儿童青少年、老年人等重点人群的常见、多发精神障碍和心理行为问题，开展基础和临床应用性研究。重点研发精神障碍早期诊断技术以及精神科新型药物和心理治疗等非药物治疗适宜技术。加强精神障碍流行病学调查、精神卫生法律与政策等软科学研究，为精神卫生政策制订与法律实施提供科学依据。促进精神障碍和心理行为问题的生物、心理、社会因素综合研究和相关转化医学研究。加强国际交流，吸收、借鉴和推广国际先进科学技术及成功经验，及时将国内外相关研究成果应用于精神卫生工作实践。

五、督导与评估

卫生计生委要会同有关部门制订规划实施分工方案，相关部门各负其责，共同组织本规划实施。各级政府要对规划实施进展、质量和成效进行督导与评估，将规划重点任务落实情况作为政府督查督办重要事项，并将结果作为对下一级政府绩效考核的重要内容。2017 年，卫生计生委会同相关部门对规划实施情况进行中期考核；2020 年，组织开展规划实施的终期效果评估。

DB14/ T1329—2017

精神卫生社会福利机构社会工作服务规范

发布单位：山西省质量技术监督局

发布时间：2017 年 3 月 15 日

实施时间：2017 年 5 月 15 日

1 范围

本标准规定了精神卫生社会福利机构社会工作服务的基本要求、原则、内容、流程、方法、质量和评价。

本标准适用于精神卫生社会福利机构的社会工作。

2 规范性引用文件

下列文件对于本文件的应用是必不可少的。凡是注日期的引用文件，仅所注日期的版本适用于本文件。凡是不注日期的引用文件，其最新版本（包括所有的修改单）适用于本文件。

MZ/T056—2014 精神卫生社会福利机构基本规范

社会工作者继续教育办法 民政部 2009

3 术语和定义

下列术语和定义适用于本文件。

3.1 精神卫生社会福利机构

为精神障碍患者中的特困人员、流浪乞讨人员、低收入人群、复员退伍军人等特殊困难群体提供集中救治、救助、护理、康复和照料等服务的社会福利机构。

3.2 精神障碍

由各种原因引起的感知、情感和思维等精神活动的紊乱或者异常，导致患者明显的心理痛苦或者社会适应等功能损害。

3.3 精神卫生社会工作

是以社会工作专业价值观为指导，运用专业知识、方法和技巧，为有需要的个人、家庭和社区提供服务，协助其预防、舒缓和解决因精神障碍导致的社会心理问题，恢复和发展社会功能的职业活动。

4 基本要求

4.1 应符合 MZ/T056 的要求。

4.2 应设置社会工作部门，配备专职行政人员负责协调工作。

4.3 应配备开展个案、小组等专业服务所需的独立办公场所及设施设备。

4.4 实务人员应具备社会工作本科以上学历或取得社会工作职业资格，有医学教育背景或岗前接受过精神卫生专业知识培训，人员配备与床位比例应不低于1：100。

4.5 应配备（外聘）督导人员进行督导工作。督导应在精神卫生领域从事社会工作满三年、取得社会工作职业资格并经过考核认定。

4.6 应按照《社会工作者继续教育办法》接受继续教育。

4.7 应有个案工作制度、小组工作制度、档案管理制度、督导制度、服务效果评估制度等。

4.8 应建立基本服务档案，并做好档案的分类、分级管理及信息保密工作。

5 服务原则

5.1 生命至上原则。以保证服务对象和他人生命安全为首要原则。

5.2 服务对象中心原则。以保护服务对象利益、促进服务对象康复、增进服务对象福祉为目的。

5.3 保守秘密原则。在服务对象不危害自身及他人生命安全以及不涉及违法行为的基础上为服务对象保守秘密。

5.4　尊重原则。尊重服务对象的决定以及在不危害自身和他人生命安全基础上的个人自由。

5.5　最少伤害原则。当不可避免造成伤害时，选择造成最小伤害、带来永久性伤害最少、伤害最容易弥补的方案。

6　服务内容

6.1　基本服务

6.1.1　情绪疏导。安抚和疏导服务对象的负面情绪，纠正其因此而导致的不良行为。

6.1.2　社会支持系统修复与重建。有针对性地开展自助成长小组、家院互动支持小组，协助与其他社会系统建立联系。

6.1.3　家庭辅导。为服务对象及其家庭提供增能、心理调适、成员关系维护服务。

6.1.4　政策咨询。为服务对象提供医疗保险、社会救助与保障等法律法规的信息。

6.1.5　社会救助。协助有需要的服务对象获得社会力量的捐赠和帮扶。

6.1.6　社交康乐。利用传统节日、餐前餐后等时间开展主题活动，丰富服务对象住院生活。

6.2　拓展服务

6.2.1　缓和医患关系。搭建医患沟通桥梁，传递医学信息，促使服务对象形成恰当的医疗期待，畅通医患交流。

6.2.2　危机介入。为因正常生活受到意外危险事件破坏而产生身心混乱的服务对象提供保护、接纳、希望与鼓励、教育与指导等支持和协助。

6.2.3　健康宣教。向社会公众普及精神健康常识，增进其对精神障碍的了解。

6.2.4　政策研究与倡导。以服务实践为基础对涉及服务对象的普遍性社会因素进行政策研究，为社会政策制定提供依据。对社会公众进行教育宣传，树立对精神障碍群体客观、公正的社会评价。

6.3 其他服务

为服务对象提供社会适应能力训练、疾病管理、出院前评估、资源链接等服务。

7 服务流程

7.1 接案

7.1.1 接案应包括：

a) 向服务对象介绍服务宗旨、服务政策、服务项目等；

b) 与服务对象建立专业关系；

c) 初步了解服务对象问题的性质、成因、发展、程度，以及其曾经作出的努力和成效等；

d) 初步了解服务对象个人基本情况（含重要成长经历）、社会支持系统（含家庭基本情况、社区支持情况等）；

e) 签署知情同意书，填写接案（转介）表格。

7.1.2 接案应注意：

a) 建立关系时应主动强调保守秘密，必要时签署保密协议，同时向其澄清提供详细情况的重要性，以保证能够得到充分的信息；

b) 社会工作者应具备一定的精神障碍常识，能辨明服务对象提供的信息是属于临床表现还是真实情况。

7.2 预估

7.2.1 预估应包括：

a) 分析服务对象的资料，找出存在的问题及成因；

b) 识别服务对象及其所处环境中的优势和劣势；

c) 决定提供服务的方式和内容；

d) 填写预估表。

7.2.2 预估应注意：

a) 对服务对象面临的问题按照轻重缓急排序，确定急需解决的问题；

b）提供表达意见的机会，充分尊重服务对象的意愿和想法。

7.3　计划

7.3.1　服务计划应包括：

a）根据服务对象需求共同设定工作目标并确保目标可行、适当、先后有序；

b）选择介入系统和介入方法；

c）厘清社会工作者、服务对象各自的任务；

d）填写服务计划表。

7.3.2　制订服务计划应注意：

a）与精神卫生服务的宗旨、目标相符合；

b）尊重服务对象的意愿；

c）易于总结和评估，且充分考虑服务对象临床治疗的时限性。

7.4　介入

7.4.1　直接介入应包括：

a）向服务对象的主管医生了解病情，确认服务对象病情稳定、无明显精神病性症状，且无自伤自杀倾向和行为；

b）调解服务对象与环境产生的冲突，对引起服务对象困扰的外部环境进行适当干预；

c）促使服务对象学会运用现有的资源；

d）与相关专业技术人员合作，协助服务对象实现积极转变。

7.4.2　间接介入应包括：

a）发掘和运用服务对象家庭及朋辈群体的资源；

b）协调和链接精神卫生服务资源与系统；

c）协助改善服务对象所处的环境。

7.4.3　介入应注意：

a）介入过程强调服务对象主动参与，鼓励、支持服务对象的改变动机和行为；

b）坚持介入工作与临床治疗相协调，根据服务对象病情发展适时调整；

　　c）与服务对象共同参与介入行动；

　　d）介入行动根据介入计划列出的具体措施逐项完成，与服务目标一致；

　　e）介入行动应考虑临床治疗的时效性；

　　f）小组介入中多设计开放式小组。

7.5　评估

7.5.1　评估内容应包括服务目标达成情况、服务对象改善情况、服务计划执行情况、专业理论方法和技巧的运用情况；

7.5.2　评估方法应包括资料分析法、观察法、问卷法、访谈法等；

7.5.3　填写服务评估表。

7.6　结案和跟踪服务

7.6.1　结案前提应包括：

a）服务对象和社会工作者一致认为已实现服务目标；

b）服务对象拒绝继续接受服务；

c）服务对象或社会工作者身份改变；

d）服务对象结束临床治疗，要求出院；

e）存在不能实现服务目标的客观因素。

7.6.2　结案应包括：

a）提前与服务对象沟通，使其有心理准备；

b）协助服务对象理解收获，正向表达感受，处理离别情绪；

c）巩固服务对象已有的改变，增强其解决问题的能力和信心；

d）解除专业工作关系；

e）做好结案记录。

7.6.3　跟踪服务或回访。对结束服务或部分已出院服务对象进行跟踪服务或电话、入户回访，了解其愈后生活状态、社会适应等情况。

8　服务方法

8.1　个案工作。以面对面、书信、电话、网络等方式为服务对象及其家庭提供个案和咨询服务。

8.2 小组工作。以小组方式为服务对象及其家庭提供服务。

8.3 社区工作。在社区内为服务对象提供心理支持、信息咨询，为社区居民开展精神卫生知识讲座。

8.4 个案管理。评估服务对象及其家庭的需要，安排、协调、监督、评估及倡导多元的服务，以满足特殊服务对象的复杂需求。

9 服务质量

9.1 个案工作。个案具体服务量应根据实际情况确定，每个个案会谈次数一般不低于4节次，并做好记录。

9.2 小组工作。小组具体服务量应根据实际情况确定，按照小组目标和性质确定小组人数（一般以3—10人为宜，教育性小组人数可适当扩充），每个小组活动次数一般不低于4节次，并做好记录。

9.3 社区工作。应根据社区实际的情况，开展心理支持、信息咨询、精神卫生知识宣传与辅导等服务。

9.4 个案管理。应根据服务对象及其家庭的需要，开展多元服务。

9.5 服务督导。应支持被督导者专业成长，疏导被督导者的情绪，分析解决服务中存在的问题，对专业服务决策及经验推广提出建议。

10 服务评价

10.1 应定期对服务质量进行评价。

10.2 应采取召开座谈会、发放意见反馈表、查询服务记录等方式进行满意度调查。

10.3 根据需要开展第三方社会调查与评价。